CW00517206

Dieta Sirt

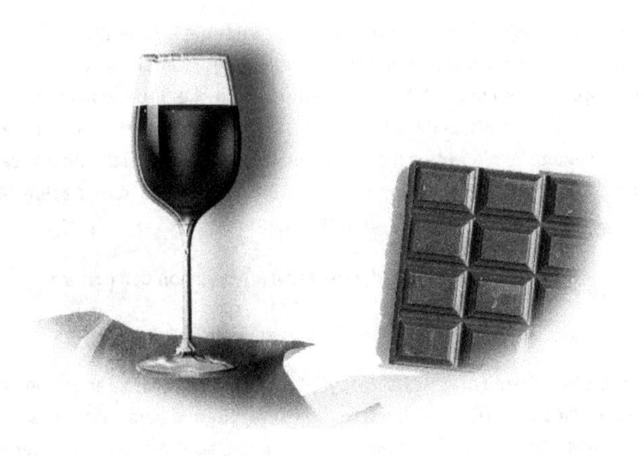

La guida definitiva alla DIETA DEL GENE MAGRO, per aiutarti a migliorare la tua salute e a DIMAGRIRE VELOCEMENTE con le ricette più buone e semplici, A PROVA DI BOMBA

ANTONELLO VENDISCHI

SOMMARIO

CHI HA IDEATO LA SIRT DIET?

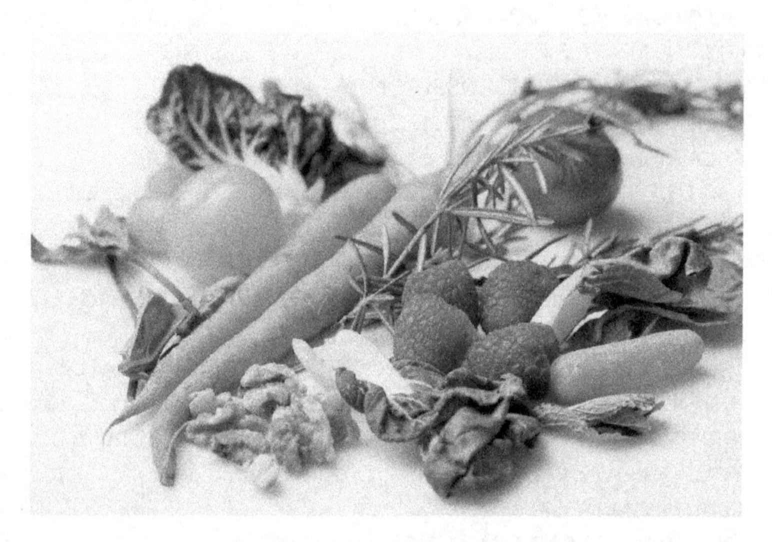

Hanno collaborato insieme Glen Matten e Aidan Goggins, entrambi nutrizionisti esperti nel campo della nutrizione e della salute, un noto club sportivo di Londra. In innumerevoli attività, hanno pianificato e seguito i piani dietetici di famosi atleti britannici, come il campione olimpico di vela Ben Ainsley, il pugile Anthony Oge.

Oltre a lavorare in rinomate cliniche in Irlanda e nel Regno Unito, hanno recentemente collaborato con il team medico sportivo di KXog, la modella Jody Kidd e lo chef Lorraine Celebrità come Pascal.

Glen Matten ha perseguito gli studi in terapia nutrizionale presso l'Optimal Nutrition Institute, dopodiché ha conseguito un master di medicina nutrizionale alla Surrey University e si è poi laureato con lode. In 15 anni di pratica clinica, Glen ha cambiato la salute di migliaia di pazienti. La sua vasta formazione e la profonda esperienza hanno posto Glen in una posizione unica nel fornire consulenza nutrizionale esperta altamente efficace. Il suo elenco di clienti include star dello sport, celebrità e CEO globali. Glen continua a lavorare a stretto contatto con molti medici nel campo della medicina funzionale. Glen è un premiato autore internazionale di best seller. Il suo ultimo libro "Silter Diet" è diventato rapidamente un fenomeno editoriale internazionale. Il suo precedente prodotto "Health Illusion" è stato nominato "Consumer Health Book of the Year" dall'Associazione dei giornalisti medici.

Glen è stato ampiamente riportato dai media ed è entrato ripetutamente in televisione, radio e media nazionali, ed è stato riconosciuto come uno dei principali influencer dell'industria alimentare nel Regno Unito.

Aidan Goggins è un farmacista con un master in medicina nutrizionale presso l'Università del Surrey, uno dei corsi di nutrizione post-laurea più rispettati al mondo, è un pioniere del movimento di "medicina moderna". Tutto ciò si costruisce sulle esigenze iniziali di ricerca per il trattamento delle causalità profonde riguardanti le malattie umane e la malnutrizione. Se il trattamento farmacologico è ragionevole, Aidan deve ovviamente adottare un approccio olistico che combini farmaci e nutrizione per produrre una sinergia senza precedenti, riducendo così notevolmente gli effetti collaterali e migliorando l'efficacia. Aidan è ansioso di colmare il divario spesso antagonistico tra nutrizione e medicina, che è il catalizzatore del suo pluripremiato libro "Health Delusion" e del successo internazionale "Silter Diet".

Egli è stato nominato una delle figure più influenti per quanto riguarda l'industria nutrizionale europea e tra i suoi clienti ci sono medici, personaggi televisivi e star dello spettacolo.

Aidan presta particolare attenzione alla combinazione di una salute ottimale con la gestione del peso ed è molto ricercato nel mondo dello sport d'élite.

Il suo lavoro ha supportato il successo di molti atleti famosi, compresi i campioni del mondo: Conor Mc Gregor, Amir Khan e David Haye. Si prende cura di molti pugili professionisti, stelle internazionali del rugby e del calcio, ed è attualmente il consulente di medicina nutrizionale per la 36a Coppa America di Ineos Team UK.

CHE COS'È LA DIETA SIRT?

In rete viene denominata anche: "dieta del gene magro"; poiché le sirtuine (da cui il nome Sirt Diet) si fondano sull'azione di un gruppo di proteine, e possono attivare famiglie geniche legate all'attivazione metabolica. Pertanto, se adeguatamente stimolati, aiuteranno il corpo a bruciare le calorie consumate dal cibo più facilmente e più velocemente, favorendo così una rapida perdita di peso senza troppi sacrifici.

La dieta è suddivisa in due fasi, entrambe basate sull'introduzione del cibo Sirt. Questi alimenti contengono molte sirtuine, che sono nutrienti speciali in grado di attivare gli stessi geni di diradamento stimolati dal digiuno.

COSA SONO E A COSA SERVONO LE "SIRTUINE" NELLO SPECIFICO

Le sirtuine prendono parte di una classe di proteine che svolgono attività enzimatica, ovvero che hanno il compito di regolare le più importanti vie metaboliche dell'organismo. Attraverso vari studi è emerso che la sirtuina ha un compito fondamentale per quanto riguarda le cellule e il loro processo di invecchiamento.

Le sirtuine possono regolare il fisiologico processo di dimagrimento e agire sul meccanismo che utilizziamo ogni volta che mangiamo dolci o cibi pesanti: l'insilino-resistenza. Quello che molte persone non sanno è che ogni volta che mangiamo dolci o cibi raffinati, il meccanismo d'azione dell'insulina aumenterà, il che causerà più infiammazioni nel corpo. L'aumento dell'insulina provocherà un meccanismo di resistenza, che nel tempo provocherà infiammazioni nei tessuti che è alla base di ogni malattia, soprattutto tumori e malattie degenerative.

Le sirtuine sono state studiate a lungo e le loro funzioni sono state determinate attraverso alcune ricerche, anche se sembra che ci sia ancora molto da sapere su di loro.

Una breve introduzione delle sirtuine potrebbe essere riassunta in questo modo: possono definirsi proteine con proprietà enzimatiche;

Regolano i processi metabolici legati alla resistenza all'insulina. Immunità di controllo; Svolge un ruolo importante nell'epigenetica. Sono coinvolti nel lavoro anti-cancro. Col passare del tempo e delle età, i Sertoun come avamposti devono entrare nel campo di battaglia più frequentemente. Questo perché più si è vecchi, maggiore è il danno causato da cibi malsani, cambiamenti nello stile di vita e cattive abitudini (come fumo eccessivo o abuso di alcol).

COME SI COMPORTANO LE SIRTUINE DURANTE IL PROCESSO D'INVECCHIAMENTO

Nei mammiferi è stato riscontrato che la sirtuina ha una funzione molto importante: controllare i geni che non possono essere attivati e garantire che rimangano inattivi.

Quando i radicali liberi causano danni al DNA, sorgono situazioni più complesse. Più frequentemente si verifica questo meccanismo, più le sirtuine giocano un ruolo.

Se le sirtuine sono coinvolte nella riparazione del danno al DNA, significa che rinunciano al controllo. Quando ciò accade, alcuni geni vengono attivati e la sirtuina è controllata da questi geni e perde attività.

In circostanze normali, le sirtuine possono facilmente tornare alle loro posizioni di avamposto, ma col passare del tempo, la frequenza dei danni al DNA aumenta e le sirtuine di solito perdono il controllo delle loro posizioni.

COME FUNZIONA QUESTO TIPO DI DIETA?

La particolarità della dieta Sirt (secondo i suoi ideatori, nutrizionisti Aidan Goggins e Glen Matten, anche questo è vero) sta nel fatto che non include alcun alimento, ma al contrario, introduce un alimento specifico, il cosiddetto Sirt cibo. In particolare, la dieta prevede due fasi, contraddistinte da due diversi modi di mangiare. La prima fase dura una settimana ed è caratterizzata da una forte diminuzione delle calorie. Nei primi tre giorni, Goggins e Madden hanno suggerito di mantenere meno di 3.000 calorie, mangiare tre tazze di succo verde e cibo solido; nelle successive quattro ore, le calorie del programma sono aumentate a 1.500 calorie, aggiungendo Il secondo pasto solido. Il risultato dovrebbe essere una perdita di circa tre chilogrammi. In questa fase, "Non c'è bisogno di tensione o esercizio a lungo termine per alleviare lo stress", perché Sirt food "può funzionare".

La seconda fase della dieta, ovvero la fase 2, dura 14 giorni e mira ad andare a consolidare il dimagrimento perseguito dal periodo precedente, questa è la cosiddetta fase di mantenimento. Non esistono più restrizioni caloriche ma solo più consigli di altri alimenti Sirt da aggiungere ai pasti quotidiani. Vale a dire: cavolo cappuccio, cioccolato fondente, vino rosso, agrumi, caffè, mirtilli, capperi, tè verde, soia, fragole.

LE ORIGINI DEI SIRT FOOD

Il cibo Sirt esiste da un miliardo di anni o più. Alcuni degli esempi tipici possono essere gli indiani d'America e la loro assunzione di cacao, la dieta indiana ricca di spezie ma soprattutto di curcuma, e i giapponesi prediligono il tè verde e l'olio extravergine d'oliva a base di dieta mediterranea. La dieta Sirt combina tutti questi ingredienti insieme per formare un regime ideale per la salute e la perdita di peso. Quando mangiamo questi prodotti, i loro polifenoli attiveranno il nostro percorso di risposta allo stress, le sirtuine, che riprodurranno gli effetti della restrizione calorica e dell'esercizio.

Il cibo Sirt è la base della dieta delle persone più sane e più longeve del pianeta. L'autore della dieta ha individuato 20 alimenti di particolare importanza: peperoncino, grano saraceno, capperi, sedano (comprese le foglie), cacao, caffè, olio extravergine di oliva, tè verde, cavolo riccio, levistico (o sedano), Datteri Medjoul, prezzemolo, carote, cipolle rosse, vino rosso, rucola, soia, fragole, curcuma, noci.

Negli ultimi anni, le diete basate sul digiuno sono diventate molto popolari. Infatti, gli studi hanno dimostrato che il digiuno, cioè con una moderata restrizione calorica giornaliera, o più aggressivo attraverso la pratica ma con una minore frequenza di digiuno intermittente, può contrarre alcune malattie.

Quando digiuniamo, la riduzione delle riserve energetiche attiva il cosiddetto "gene sottile", che provoca alcuni cambiamenti positivi. L'accumulo di grasso si ferma, il corpo umano interrompe il normale processo di crescita ed entra in una modalità di "sopravvivenza", il grasso brucia più velocemente, i geni vengono attivati, in modo che le cellule vengano riparate e ringiovanite.

Di conseguenza, abbiamo perso peso e rafforzato la nostra resistenza alle malattie.

Tuttavia, tutto ciò ha un prezzo. Un minore apporto energetico può portare a fame, irritabilità, affaticamento e perdita di massa muscolare. L'accumulo di grasso si ferma, il corpo umano interrompe il normale processo di crescita ed entra in una modalità di "sopravvivenza", il grasso brucia più velocemente, i geni vengono attivati, in modo che le cellule vengano riparate e ringiovanite.

Di conseguenza, abbiamo perso peso e rafforzato la nostra resistenza alle malattie. Gli scienziati sono famosi per un importante studio condotto nel 2003. In quest'ultimo, gli scienziati hanno isolato e analizzato il resveratrolo, una sostanza specifica che si ritrova nelle bucce dell'uva nera e quindi nel vino rosso e anche nel lievito, che non limita le calorie. A valle produce anche lo stesso effetto di restrizione calorica e richiede una riduzione dell'apporto energetico. Successivamente, i ricercatori hanno scoperto che altre sostanze presenti nel vino rosso hanno effetti simili, il che potrebbe spiegare i benefici di bere questa bevanda e perché le persone che bevono questa bevanda perdono grasso. Questo stimola naturalmente la ricerca di altri alimenti, questi alimenti contengono alte concentrazioni di questi nutrienti, possono avere un effetto benefico sul corpo umano e, gradualmente, la ricerca ne ha scoperti diversi. Se qualcosa è meno noto, come il levistico, un'erba che oggi viene usata raramente in cucina, come olio extravergine di oliva, cipolla rossa, prezzemolo, pepe, cavolo riccio, fragola, capperi, tufo, tè verde e persino caffè.

Dopo la scoperta nel 2003, l'entusiasmo delle persone per i benefici degli alimenti Sirt è aumentato notevolmente. La ricerca mostra che questi alimenti non solo imitano gli effetti della restrizione calorica. I Sirt Food agiscono inoltre come regolatori di tutto il nostro metabolismo, bruciano i grassi, favoriscono l'aumento della massa muscolare e migliorano la salute e il benessere delle cellule. Il mondo della ricerca medica è vicino alla più importante scoperta nutrizionale di questo secolo. Ma è stato fatto un errore: l'industria farmaceutica ha investito centinaia di milioni di sterline per cercare di mutare e concentrare il cibo Sirt in una medicina, una pastiglia, mentre la dieta è passata in secondo piano. Non abbiamo condiviso un approccio farmaceutico simile che ha cercato (senza successo finora) di concentrare i benefici di questi complessi nutrienti vegetali in un unico medicinale. Piuttosto che aspettare che l'industria farmaceutica converta i nutrienti del cibo che mangiamo in prodotti miracolosi (che potrebbero non funzionare), abbiamo scoperto che è più saggio consumare queste forme naturali di sostanze, vale a dire gli alimenti, per sfruttarle al meglio. Questa è la base del nostro esperimento sperimentale, e intendono creare una dieta basata su questo, che contenga la fonte più abbondante di cibo Sirt e osservarne gli effetti.

Durante la ricerca, è stato scoperto che le persone con la più bassa incidenza di malattie e obesità nel mondo spesso mangiano i migliori cibi Sirt. Fra gli indiani chiamati Kuna originari del continente americano, sembra esserci una sorta di resistenza all'ipertensione e, a causa del consumo del cacao in polvere, noto cibo Sirt di alta qualità, e anche nella Prefettura di Okinawa in Giappone: i loro tassi di obesità, diabete, cancro e morte precoce sono notevolmente bassi. Una dieta a base di cibi Sirt completa la secchezza e la longevità. In India, l'entusiasmo per i cibi piccanti (soprattutto la curcuma) e le malattie croniche sono l'eccezione, non la regola. Olio extravergine di oliva, verdure a foglia verde selvatica, frutta secca, bacche, vino rosso, datteri ed erbe aromatiche sono tutti alimenti Sirt efficaci e sono tutti presenti nella dieta mediterranea. La comunità scientifica deve soccombere al fatto che la dieta mediterranea sembra essere più efficace della riduzione delle calorie e del dimagrimento, e più efficace dei farmaci per eliminare le malattie.

Il Food Sirt può essere una fresca scoperta scientifica nel campo della nutrizione e dell'alimentazione, ma è sicuro che culture e popolazioni differenti ne hanno beneficiato nel corso della storia. In effetti, le prove dei benefici di questi alimenti sembrano essere ricondotte al primo esperimento clinico che i dati storici ci hanno trasmesso. Possiamo trovarlo nel libro di Daniele 2200 anni fa. Si raccomanda che gli uomini che vogliono mantenersi sani e in buona forma in modo che possano partecipare al servizio del re in futuro mangino i cibi che sono considerati i più adatti.

Ma secondo Daniele, una dieta basata esclusivamente su prodotti vegetali ha prodotto risultati migliori in pochi giorni. La dieta vegetariana, insieme ad altri vantaggi, aumenta la massa muscolare, un effetto che non ci si può aspettare da una dieta a base di soli prodotti vegetali. A meno che queste verdure non siano cibi Sylt, sono ricche di sirtuina. È documentato che le verdure comuni all'epoca erano simili alle verdure che costituivano la dieta mediterranea tradizionale ed erano ricche di cibo di limo, quindi ci siamo chiesti naturalmente se l'esperimento di Danielle fosse solo il risultato della nostra immaginazione, o se fossimo in grado di farlo inconsciamente È durato duemila anni, che è il segreto di un corpo e di una salute invidiabili.

Come sarà riportato più in basso, le somiglianze tra l'esperimento di Daniele datato duemila anni e l'esperimento di oggi della Sirt Diet, sono impressionanti.

I creatori della dieta cominciarono a domandarsi cosa sarebbe accaduto se avessero riunito tutti gli alimenti, detti Sirt, in un'unica dieta. Pensavano che un'alimentazione del genere avrebbe avuto effetti benefici per la salute e significativi per quanto riguarda la perdita di peso; allo stesso tempo sapevano che al tempo era solamente un'ipotesi, dovevano quindi verificare la loro teoria nel mondo reale ed essere in grado di darne prova.

LA SPERIMENTAZIONE

L'opportunità di farlo è stata mostrata vicino a Chelsea, Londra, dove si trova KX, che è uno degli stadi e dei centri fitness più famosi d'Europa. Questo è un luogo ideale, perché l'intero ristorante ha un ristorante, quindi è diventato un laboratorio sperimentale Sirt Diet.

Si ringrazia il famoso chef Alessandro Verdenelli (Alessandro Verdenelli) per la sperimentazione su alcuni membri della palestra.

Il piano è il seguente: i membri KX seguiranno la dieta per 7 giorni consecutivi. Sono stati registrati tutti i cambiamenti nel peso corporeo, nella composizione corporea (cioè i cambiamenti nella percentuale di grasso e muscolo) e nell'analisi metabolica per osservare l'effetto della dieta sui livelli di zucchero (glucosio) e grasso (trigliceridi). E colesterolo).

I primi tre giorni sono i più tortuosi, con solo 1.000 calorie al giorno. Questa è una sorta di "bagliore veloce", che è molto importante perché un basso apporto energetico inibirà i segnali di crescita nel corpo. Al contrario, incoraggia il corpo a eliminare i rifiuti dalle cellule (questo processo è chiamato autofecondazione) e stimola il consumo di grassi. Tuttavia, a differenza della dieta popolare basata sul digiuno, è più dolce, meno traumatica e più facile da rispettare: negli esperimenti abbiamo infatti riscontrato che il suo tasso di adesione arriva fino al 97%.

L'obiettivo è compensare la riduzione delle calorie consumando molto cibo celtico.

La dieta quotidiana durante l'esperimento consisteva in tre tipi di succhi di verdura verde, cibo Sirt ricco e cibo solido a base di cibo Sirt.

I succhi di verdura per noi sono molto importanti perché ci permettono di bombardare l'organismo dei soggetti con livelli terapeutici di cibi Sirt mantenendoli al di sotto delle 1.000 calorie al giorno. Il succo si consuma la mattina presto, il pomeriggio e la sera, i cibi solidi possono essere preparati all'ora che si vuole, ma va fatto comunque prima delle diciannove.

Durante gli ultimi quattro giorni del piano alimentare KX, l'apporto calorico giornaliero è aumentato a 1.500. Questo è solo un piccolo sacrificio, ma è sufficiente per sopprimere il segnale di crescita e attivare la persona responsabile della combustione dei grassi. Inoltre, questa dieta da 1.500 calorie è naturalmente ricca di cibo Sirt: due bicchieri di succo e due pasti Sirt al giorno.

40 membri di KX hanno iniziato l'esperimento e completato l'esperimento entro 39 anni. Tra questi soggetti, 2 erano obesi, 15 in sovrappeso e 22 avevano un normale BMI (indice di massa corporea). Il numero di uomini e donne è pressoché uguale: 21 soggetti di sesso femminile e 18 soggetti di sesso maschile. Come membri del fitness club, anche prima dell'esperimento, tendevano a fare esercizio più delle persone normali e prestavano maggiore attenzione alla nutrizione.

Una tecnica utilizzata per dimostrare gli effetti di molte diete è quella di utilizzare campioni di soggetti che sono in cattive condizioni fisiche e che sono in sovrappeso, perché all'inizio perdono peso più velocemente, quindi i risultati sembrano essere eccezionali. Per la dieta Sirt, invece, viene adottato l'approccio opposto.

I40 membri di KX hanno iniziato l'esperimento e completato l'esperimento entro 39 anni. Tra questi soggetti, 2 erano obesi, 15 in sovrappeso e 22 avevano un normale BMI (indice di massa corporea). Il numero di uomini e donne è pressoché uguale: 21 soggetti di sesso femminile e 18 soggetti di sesso maschile. Come membri del fitness club, anche prima dell'esperimento, tendevano a fare esercizio più delle persone normali e prestavano maggiore attenzione alla nutrizione.

PERCHÉ È IMPORTANTE PERDERE PESO MA NON MUSCOLI?

In ogni caso, perdere 3,2 libbre è una buona cosa, ma il motivo per cui la dieta Sirt è così diversa è il tipo di perdita di peso e il cambiamento nella composizione corporea.

Di solito, quando si perde peso, non si perde solo un po 'di grasso, ma si perdono anche muscoli: questo accade in quasi tutte le diete. Se qualcuno perde 3,2 libbre a settimana con una dieta normale, può essere certo di avere almeno 900 grammi di muscoli.

I risultati del test sono sorprendenti: per il 64% degli oggetti l'effetto di riduzione del peso non è evidente, sebbene sia comunque interessante. Ma quando lo fanno attraverso i controlli della composizione corporea. Siamo senza parole.

Tenendo in considerazione l'aumento della massa muscolare, essa non solo non è diminuita, ma è aumentata in media circa di 900 grammi, in concomitanza con una conseguente perdita di peso di circa 3,2 kg, che è assai più vantaggiosa della riduzione combinata di grasso e massa muscolare.

Questo è un risultato fondamentale, soprattutto in circostanze normali, un apporto calorico moderato senza un aumento dell'attività fisica sarà disastroso per la massa muscolare. Quindi, per questo incredibile risultato, bisogna dare un'altra spiegazione: il profondo impatto sul metabolismo alimentare di Sirt. Questi non solo attivano la combustione dei grassi, ma promuovono anche la crescita e la riparazione muscolare. Infatti, la nostra dieta ricca di Sirt food permette ai partecipanti di perdere grasso senza subire gli effetti negativi della riduzione della massa muscolare.

Elimina il grasso invece dei muscoli, puoi avere un corpo sano. Ancora più importante, ti consente di mantenere questi benefici. Il muscolo scheletrico è il principale fattore che influenza il dispendio energetico giornaliero. Ciò significa che anche se sei a riposo, più muscoli hai, più energia bruci.

In una dieta normale, non solo perderai grasso quando perdi peso, ma perderai anche muscoli, quindi il tuo metabolismo rallenterà. E quando riprendi la tua dieta in modo più normale, alla fine della dieta, recupererai il peso perso. Se invece conservi la massa muscolare attraverso gli alimenti Sirt, puoi bruciare più grassi e ridurre al minimo il tuo metabolismo: questo è un ottimo punto di partenza per rendere permanente la tua dieta.

Oltretutto, la qualità e il benessere della funzione muscolare sono indicatori indiscussi dell'essere sani, tutto ciò può prevenire lo sviluppo di malattie croniche come il diabete e l'osteoporosi e promuovere la mobilità nonostante l'età. Il muscolo ci rende chiaramente più felici: gli scienziati ritengono che le sirtuine trattengano la massa muscolare per essere benefiche nelle malattie legate allo stress, soprattutto per ridurre la depressione.

Le altre date si basano su assiomi indiscussi: non si può essere magri e vivere a lungo senza perdere muscoli. Questo è assurdo: la qualità e la funzione muscolare sono indicatori chiave di una buona salute. La dieta Sirt può risolvere completamente questo problema.

ATLETI E PERSONAGGI FAMOSI

Mentre il piano di dieta Sirt era ancora un segreto in una palestra nel centro di Londra, famose celebrità e atleti britannici ne avevano sentito parlare e volevano provarlo. Diversi atleti, dai pugili ai giocatori di rugby ai marinai, rappresentano il Regno Unito ai massimi livelli: tra loro, campioni olimpici e altri atleti ricevono il titolo di cavaliere per i loro risultati sportivi. Gli atleti non solo hanno osservato risultati senza precedenti nella composizione corporea, ma hanno anche notato miglioramenti nelle loro prestazioni. Il campione britannico dei pesi massimi David Haye è un esempio. Una serie di infortuni lo ha portato a cadere in depressione e molte persone si chiedono se tornerà a giocare.

Quando ha iniziato a stare a dieta, aveva 10 libbre di grasso in eccesso nel suo corpo. Sembrava impossibile rimetterlo in forma in modo che potesse combattere di nuovo, ma David lo fece. Lui stesso ha detto: "Il cibo a base di carne è una rivelazione nella mia dieta. L'introduzione di questi alimenti mi ha permesso di raggiungere una composizione corporea e un senso di felicità inimmaginabili prima, e mi aiuterà a tornare al gioco e riconquistare il titolo di campione mondiale dei pesi massimi Pronto per la preparazione. La buona notizia è che non devi essere un atleta di alto livello e nemmeno fare esercizio per godere degli stessi benefici. Non è una dieta costosa, altrimenti ti farà perdere tempo.Tutti gli alimenti che ti consigliamo sono disponibili. L'unico accessorio di cui hai bisogno è un estrattore o una centrifuga. A differenza di altre diete che ti dicono di eliminare, questa dieta ti dice cosa includere nella tua dieta.

I CIBI SIRT E I VARI BENEFICI

Abbiamo detto che se vuoi perdere peso rimanendo in salute, il segreto è attivare il gene sirtuine. Finora, due modi per raggiungere questo obiettivo sono il digiuno e l'esercizio fisico.

Sfortunatamente, le grandi quantità di digiuno e di esercizio fisico necessarie per perdere peso sono accompagnate da gravi svantaggi e, per la maggior parte di noi, sono incompatibili con la vita quotidiana. Fortunatamente è stato appena scoperto un nuovo metodo rivoluzionario per attivare il gene delle sirtuine nel migliore dei modi: Sirt food. Presto vedrai che questi alimenti sono particolarmente ricchi di sostanze chimiche naturali di origine vegetale e hanno la capacità di comunicare con i geni Setuin attivandoli. In pratica imitano gli effetti del digiuno e dell'esercizio fisico, e così facendo si ottengono notevoli benefici: bruciano i grassi, aumentano la massa muscolare e migliorano le condizioni generali del corpo.

IN SINTESI...

- Ognuno di noi ha geni chiamati sirtuine, che fanno parte del nostro patrimonio sin dai tempi antichi.
- Le sirtuine sono dei regolatori metabolici che mantengono la nostra capacità di bruciare i grassi e di mantenerci in salute.
- Le sirtuine agiscono come sensori di energia all'interno della cellula e si attivano quando viene rilevato un calo di energia.
- Il digiuno e l'esercizio fisico possono attivare due geni nella sirtuina, ma è difficile da praticare continuamente e ha effetti collaterali dannosi.
- C'è un modo nuovo e rivoluzionario per attivare il gene sirtuin: Sirt food.
- Adottando una dieta ricca di cibo Sirt, puoi imitare gli effetti del digiuno e dell'esercizio fisico e raggiungere la forma del corpo desiderata.

BENEFICI CORPOREI

L'attivazione di questi geni può promuovere la salute del cuore, perché possono proteggere le cellule del muscolo cardiaco e di solito aiutano il muscolo cardiaco a svolgere una funzione migliore.

Inoltre migliorano la funzione delle arterie, ci aiutano ad eliminare il colesterolo e ci proteggono dall'arteriosclerosi. Cioè, l'accumulo di grasso sulla parete arteriosa. L'attivazione della sirtuina aumenta la quantità di insulina secreta e la aiuta a funzionare più efficacemente nel corpo. A quanto pare, uno dei farmaci antidiabetici più popolari, la metformina, funziona perfettamente su Sirt1.

Le sirtuine interferiscono anche con il cervello. La sua attività è inferiore nei pazienti con malattia di Alzheimer. D'altra parte, la loro attivazione migliora i segnali di comunicazione nel cervello. Stimola la funzione cognitiva e riduce l'infiammazione cerebrale. Questo impedisce l'accumulo di amido "beta" e proteina "tau" che rimangono i due processi più distruttivi all'interno del cervello dei malati di Alzheimer.

Per quanto riguarda le ossa: gli osteoblasti sono un tipo speciale di cellula che produce nuove ossa. Più osteoblasti abbiamo, più forti sono le ossa. L'attivazione della sirtuina non solo promuove la produzione di queste cellule, ma prolunga anche la loro durata. Pertanto, questo è un processo importante per la salute delle ossa a lungo termine.

Nella ricerca sulle sirtuine**, il cancro è un'area più controversa,** ma gli ultimi esperimenti dimostrano che la loro attivazione aiuta a sopprimere i tumori maligni. Anche se c'è molto da imparare su questo preciso argomento. Nelle culture caratterizzate da cibi ricchi di Sirt, l'incidenza del cancro è inferiore.

CIBI SIRT

Per comprendere appieno i benefici del cibo Sirt, dobbiamo iniziare a pensare a frutta e verdura e a perché ci fanno bene in modo completamente diverso. Non c'è dubbio sul fatto che facciano bene alla salute: molti studi hanno confermato che una dieta ricca di frutta, verdura e altri alimenti a base vegetale riduce generalmente il rischio di molte malattie croniche, tra cui le più mortali malattie cardiache e cancro.

Il motivo per cui il cibo Sirt è ottimo per noi, non ha nulla a che fare con i molti nutrienti che conosciamo e sentiamo nei nostri cuori. Sono preziosi e devono essere inseriti nella dieta, ma alcuni fenomeni unici possono verificarsi anche negli alimenti Sirt.

Se per un po' pensiamo a come attivare le sirtuine (cioè il digiuno e l'esercizio), allora chiediamoci: cosa hanno in comune queste pratiche? La pressione.

Tutti esercitano una leggera pressione sul corpo e lo promuovono a diventare più snello, più efficace ed elastico. La risposta del corpo è di renderci più sani e più magri. Ora sappiamo che questi aggiustamenti anormalmente positivi sono causati dalla sirtuina, che si attiva in presenza di questo fattore di stress e stimola alcuni cambiamenti benefici nel corpo umano.

Il termine tecnico adatto a queste forme di stress è doping

Il concetto è che un'esposizione limitata a una certa sostanza o una certa pressione avrà un effetto positivo, mentre un'esposizione estesa allo stesso stimolo avrà un risultato negativo.

La fame è fatale e troppo esercizio è dannoso per la salute. Queste forme estreme di stress sono ovviamente dannose, ma fintanto che sono moderate e controllate possono avere conseguenze molto positive.

Negli ultimi miliardi di anni, hanno sviluppato una varietà di complesse risposte allo stress che gli esseri umani non possono eguagliare. Hanno imparato a produrre una serie di sostanze chimiche naturali, i polifenoli, in modo che possano adattarsi all'ambiente e sopravvivere. Quando mangiamo queste piante, assumiamo anche polifenoli. Hanno effetti di vasta portata, attivando il nostro percorso intrinseco di risposta allo stress. Sono le stesse vie attivate dal digiuno e dall'esercizio fisico: le sirtuine.

Deve adattarsi all'ambiente per sopravvivere, piante selvatiche o coltivate secondo le indicazioni dell'agricoltura biologica sono migliori dei prodotti prodotti dall'agricoltura intensiva perché producono livelli più elevati di polifenoli.

QUALI SONO I FOOD SIRT?

Anche se tutte le piante hanno questo tipo di sistema di risposta allo stress, solo alcune piante hanno saputo trarre vantaggio dalla situazione imparando a produrre grandi quantità di polifenoli che sono in grado di attivare la sirtuina.

Chiamiamo queste piante "Sirt Foods".

Dunque, verrà proposto per primo il nome del cibo Sirt e direttamente sotto l'attivatore principale di Situina:

- **Peperoncino Bir's Eye**

  Luteolina, miricetina

- **Grano saraceno**

  Rutina

- **Capperi**

  Kaempferolo, quercitina

- **Sedano, foglie incluse**

  Apigenina, luteolina

- **Cacao**

  Epicatechina

- **Caffè**

Acido caffeicolo, acido clorogenico

- **Olio extra vergine di oliva**

Oleuropeina, idrossitirosolo

- **Tè verde (sopratutto matcha)**

Epigallocatechina (EGCG)

- **Cavolo riccio**

Kaempferolo, quercitina

- **Levistico**

Quercitina

- **Datteri Medjoul**

Acido gallico, acido caggeico

- **Prezzemolo**

Apigenina, miricetina

- **Radicchio rosso**

Luteolina

- **Cipolla rossa**

Quercitina

- **Vino rosso**

Resveratrolo, piceatannolo

- **Rucola**

Quercitina, kaempferolo

- **Soia**

Daidzeina, formononetina

- **Fragole**

Fisetina

- **Curcuma**

Curcumina

- **Noci**

Acido gallico

LE ZONE BLU

Sebbene la nostra salute generale stia peggiorando, ci sono regioni nel mondo chiamate "zone blu" dove la quantità di cibo Sirt consumata è maggiore della quantità consumata nella dieta occidentale. Per una cultura che mangia principalmente cibo Sirt, i benefici sono sorprendenti. Non solo le persone vivono più a lungo rispetto a quelle delle aree in cui la dieta occidentale si basa su diete regolari, ma queste persone stanno invecchiando mantenendo la vitalità dei giovani. Nella zona blu l'incidenza delle suddette malattie è molto bassa.

Non perderanno peso, non ce n'è bisogno. Ma anche se sono vecchi, conservano ancora la vitalità della giovinezza.

IL CACAO

Per capire meglio, iniziamo il viaggio verso le Isole San Blas al largo della costa di Panama, dove vivono gli indiani Kuna, sembrano essere immuni all'ipertensione e all'incidenza di obesità, diabete, cancro e morte prematura molto basso. All'inizio del 21 ° secolo, quando un gruppo di ricercatori scoprì il segreto di Kunas, scoprirono che la loro bevanda abituale era ottenuta dal cacao che coltivavano. Il cacao è ricco di polifenoli speciali chiamati flavonoidi, in particolare l'epicatechina, che è un ottimo alimento Sirt.

Gli scienziati hanno scoperto che quando gli indiani Kuna emigrarono a Panama City e iniziarono a consumare cachi confezionati industrialmente (i cachi non contengono flavonoidi e quindi non fanno parte del cibo Sirt), i benefici per la salute scompaiono.

Negli studi clinici, è stato scoperto che questo cacao naturale migliora la pressione sanguigna, il flusso sanguigno, i livelli di glucosio e colesterolo.

Inoltre, il consumo di questo cacao migliora la memoria, quindi è una scelta efficace per chi cerca la fonte dell'eterna giovinezza.

LE SPEZIE

La curcuma è stata impiegata nella medicina ayurvedica per più di quattromila anni per le sue proprietà cicatrizzanti e antinfiammatorie. Sappiamo ormai che questi effetti sono dovuti alla presenza della curcumina, che è un ottimo nutriente per l'attivazione della sirtuina: quindi, è un ottimo alimento Sirt.

La curcuma è una spezia molto usata nella cucina indiana tradizionale, e si pensa che contribuisca a ridurre in India l'incidenza del cancro rispetto ai Paesi occidentali. La percentuale del cancro, però, aumenta del 50-75% quando gli indiani si trasferiscono dall'India negli Stati Uniti o in Inghilterra e abbandonata la propria alimentazione tradizionale.

Sebbene ciò possa essere causato da una varietà di fattori dello stile di vita, le prove scientifiche dimostrano che la curcumina ha un potente effetto anti-cancro.

Non solo, ma sempre più segni indicano che l'attivazione della sirtuina ha anche altri benefici per la salute. In studi recenti, è stato osservato che una forma speciale di curcumina ne facilita l'assorbimento, abbassa i livelli di colesterolo e la presenza di glucosio nel sangue riduce l'infiammazione nel corpo. È stato studiato illuso effetto sull'osteoartrite del ginocchio ed è stato dimostrato che è efficace quanto gli antidolorifici più comunemente assunti. Nei pazienti in una fase precoce di diabete di tipo due, l'assunzione di un solo grammo di curcuma al giorno migliorava la memoria di lavoro.

Il corpo non assume adeguatamente l'efficacia della curcuma, quindi rimane limitata. Gli studi, però, mostrano che se la si cuoce in un liquido, o le si aggiunge materia grassa e pepe nero, possiamo aumentarne notevolmente l'assorbimento. La curcuma si addice in modo consono alla cucina tradizionale indiana, nella quale tale spezia è associata proprio con il ghee (burro chiarificato) e il pepe nero nel curry e in altri piatti piccanti.

IL TÈ VERDE

Il tè verde è un altro Food Cirt eccezionale per l'alimentazione. Si ritiene che il consumo di tè verde sia iniziato più di 4700 anni fa, quando l'imperatore cinese Shen Nung produsse per una coincidenza fortuita una bevanda gradevole e dissestante con foglie di tè verde. Solo molto più tardi si guadagnò una reputazione per le sue virtù curative e medicinali.

L'alto consumo di tè verde in Asia è stato citato come una delle ragioni fondamentali del "paradosso asiatico". Nonostante l'elevata prevalenza di fumo, l'Asia, in particolare il Giappone, può essere considerata uno dei paesi con la più bassa incidenza di malattie cardiovascolari e cancro ai polmoni al mondo. Bere molto tè verde è associato alla riduzione dell'incidenza della malattia coronarica e al rischio di molti dei tumori più comuni (come cancro alla prostata, cancro allo stomaco, cancro ai polmoni e cancro al seno). Non c'è da stupirsi, allora, che il consumo di tè verde sia collegato a un numero nettamente inferiore di morti precoci. Se si pone in concomitanza al tè verde una dieta arricchita di verdure a foglia verde, soia, erbe aromatiche e spezie (la curcuma vi è particolarmente diffusa) si ottengono molti cibi Sirt, e una dieta similare a quella che si segue a Okinawa, denominata la "terra degli immortali".

Okinawa, pur essendo la provincia più povera del Giappone, detiene il record di longevità e il numero più elevato di centenari al mondo. La loro qualità di vita è così alta che gli studiosi ritengono che sia dovuta a geni superiori. Tuttavia, con l'occidentalizzazione della dieta, la percentuale di obesità e varie malattie è scoppiata per la prima volta nelle giovani generazioni, quindi l'idea di geni superiori è stata abbandonata.

LA DIETA IN GENERALE

Questa dieta racchiude i cibi Sirt più efficaci del mondo, combinati per creare un nuovo modo di mangiare, rivoluzionario.

Si ritiene che sia meglio consumare questi nutrienti eccezionali nella loro forma naturale, dove coesistono con centinaia di altre sostanze chimiche vegetali bioattive, capaci di agire in modo sinergico per migliorare la salute di ognuno.

Uno dei problemi principali delle diete è che i pasti diventino una tortura. Ci si siede a tavola senza provare alcun piacere e ci si alza scontenti. La Sirt Diet si impegna a far si che i soggetti continuino a mangiare con gusto. Si è scoperto che i Sirt Food, così come gli alimenti che ne stimolano l'azione, come le proteine e le fonti di omega 3, soddisfano la voglia di cibi appetitosi e ci rendono sazi prima del previsto.

Possiamo dunque affermare che questo tipo di alimentazione non presenta degli svantaggi, non solo migliora la salute, ma soddisfa anche il palato.

Ecco come funziona: le papille gustative determinano quanto ci piaccia un cibo e quanta soddisfazione ci reca quest'ultimo, tutto ciò grazie ai sette recettori del gusto principali.

Durante il corso di diverse generazioni, gli esseri umani si sono evoluti e hanno cercato i sapori che stimolano questi sette recettori principali del gusto, così da poter trarre il massimo piacere dai pasti. Maggiore è lo stimolo dei recettori da parte di un cibo, maggiore sarà la soddisfazione tratta da un pasto. In questa dieta troviamo il menù ideale per rendere felici le nostre papille gustative, perché stimola al massimo tutti i recettori. Ecco una breve carrellata dei gusti e dei cibi che consumerete: le sette principali sensazioni gustative sono dolce (fragole, datteri), salato (sedano, pesce), aspro (fragole), amaro (cacao, cavolo riccio, radicchio, olio extra vergine d'oliva, tè verde), piccante (peperoncino, olio extra vergine di oliva), astringente (tè verde, vino rosso) e saporito (soia, pesce, carne).

Si è scoperto che maggiore è la capacità di un cibo di attivare sirtuine, più quest'ultimo fa sì che vengano stimolati quei centri del gusto, e di conseguenza proveremo maggiore soddisfazione nel mangiarlo. Ciò significa anche che possiamo eliminare l'appetito più gravemente infetto e ridurre il desiderio di continuare a mangiare. Questo è uno dei motivi principali per cui le persone che mangiano cibi ricchi di Sirt si sentono più sazi di altre.

Poniamo l'esempio: il cacao naturale, di per sé, ha un sapore molto amaro, ma se i flavonoidi (l'attivatore delle sirtuine) vengono rimossi e trattati attivamente diverrà un cioccolato in polvere industriale, senza gusto e caratteristiche, e potrà essere utilizzato per realizzare caramelle ripiene di zucchero. Il prodotto non ha benefici per la salute.

Lo stesso vale per l'olio di oliva. Se consumato nella forma più autentica, se è extravergine, avrà un sapore forte e unico, che provocherà un leggero bruciore in fondo alla gola. Quando però l'olio sarà sottoposto a troppe lavorazioni e raffinatezze infinite, perderà le sue caratteristiche e sarà poco delizioso, ispido e non si sentirà più il pizzicore. Il peperoncino denominato "Bird's eye" è più efficace nell'attivare le sirtuine rispetto ai peperoncini meno piccanti e più popolari, mentre le fragoline di bosco sono più deliziose di quelle coltivate ad una maggiore concentrazione di nutrienti che favoriscono l'attivazione delle sirtuine.

I Sirt Food hanno la capacità di attivare differenti recettori del gusto, ad esempio: il tè verde è amaro e astringente e le fragole selvatiche combinano un gusto dolce e aspro.

PRIMA FASE DELLA DIETA: TRE CHILI IN SETTE GIORNI

Per intraprendere il percorso e garantire la perdita di peso, nonché una buona salute, diamo inizio alla Fase 1. Questa è la fase "supersonica", perché si compiono passi enormi in vista del risultato finale, rendendo il corpo più magro e sano, perdendo 3,2 kg in sette giorni. Per raggiungere questo obiettivo, uniamo la restrizione calorica a una dieta ricca di cibi Sirt. Inoltre al programma originale dei 14 giorni, viene descritta anche una versione della dieta che si priva della carne, così da poter essere adatta a vegetariani e vegani.

Puoi aspettarti di perdere circa 3 chili durante questa fase. Va ricordato che questo numero tiene conto anche dell'aumento della massa muscolare.

Bisogna quindi ricordare che, come già detto, è meglio diminuire il grasso e incrementare la massa muscolare, e soprattutto non bisogna solo fissarsi sul perdere peso a tutti i costi, questo processo è ugualmente efficace sia per uomini che per donne.

La bilancia è uno strumento che ci permette di misurare i progressi, ma non ci fornisce nel dettaglio i dati riguardanti il grasso che si è perso o come può essere migliorata la propria composizione corporea.

Dobbiamo imparare ad osservare noi stessi e il nostro corpo e, chiederci come ci stanno addosso i vestiti può essere un esempio iniziale.

È importante non concentrarsi solo sul peso raggiunto al termine dei 7 giorni. Chi presta troppa attenzione ai risultati attesi non assume un atteggiamento positivo e finisce per non apprezzare il processo stesso, raggiungendo obiettivi meno importanti.

La fase 1 si predispone in due momenti differenti.

I giorni che vanno dall'uno al tre sono considerati i più intensi, e durante questo periodo potete consumare al massimo mille calorie al giorno. Quindi dovrete consumare:

- 3 succhi verdi Sirt.
- 1 pasto solido.

Il consumo di succhi e cibi privi di ogni trattamento di raffinatezza è un aspetto importante della dieta.

Il centrifugato può essere definito come una versione concentrata del cibo Sirt, semplice da assumere ed economico. Il succo verde al suo interno, anche se cibo concentrato, mantiene tutti i nutrienti di cui il corpo umano necessita durante il giorno.

Uno degli ingredienti importanti che si utilizza per i succhi verdi è il "tè verde matcha".

Quando consumiamo l'attivatore di sirtuine EGCG, che è sotto forma di tè, e non mangiamo nulla, il tasso di assorbimento è superiore al 65%.

Quindi anche mangiare alimenti non tratatti presenta indubbiamente dei vantaggi. Molti alimenti Sirt contengono grandi quantità di cosiddetti polifenoli non estraibili. Questi includono gli attivatori delle sirtuine, che sono attaccati alla parte fibrosa del cibo e vengono rilasciati solo dopo essere stati scomposti dai batteri intestinali. Poiché il ruolo della centrifuga è quello di rimuovere le fibre dal cibo, se mangiamo solo cibo centrifugato, perderemo tutti quei polifenoli non estraibili.

Il segreto è combinare i vantaggi di entrambi. Il contenuto di polifenoli inestricabili nelle verdure a foglia verde è molto basso, quindi sono più adatti al consumo in forma centrifuga, mentre altri alimenti Sirt ricchi di fibre sono più adatti al consumo in forma solida.

Esistono alcune regole per i giorni in cui bisogna consumare succhi e pasti solidi. Anche se il tutto va adattato allo stile di vita di ognuno, alcuni semplici accorgimenti consentiranno di trarne i massimi benefici:

- è più efficace distribuire i tre centrifugati nel corso della giornata e consumarli a intervalli regolari invece di concentrarli;
- i succhi verdi dovrebbero essere consumati almeno un'ora prima del pasto o due ore dopo;
- Il pasto principale dovrebbe essere consumato non dopo le diciannove.

Il motivo per cui si consiglia di non mangiare dopo le diciannove è che le abitudini alimentari dovrebbero corrispondere il più possibile ai ritmi del corpo. Abbiamo tutti una sorta di orologio interno, chiamato ritmo cardiaco, che regola molte funzioni corporee in base all'ora del giorno. Tra le altre cose, esso influenza il modo in cui il corpo tratta il cibo mangiato. Gli studi dimostrano che, quando mangiamo presto è più probabile che utilizziamo gli alimenti assunti per trarne energia a nostra volta, mentre se mangiamo di sera il cibo viene letto ed elaborato in modo diverso dal nostro corpo, ed immagazzinato come grasso. E del resto è logico, perché la prima parte del giorno è quella in cui siamo più attivi e abbiamo bisogno di energia. Sul tardi, invece, il corpo si prepara a riposare e a dormire e riduce i suoi bisogni energetici. Mangiare rispettando questo orologio biologico aiuta ad ottenere risultati migliori. Anzi, gli studi sembrano dimostrare che l'attivazione delle sirtuine migliora il ritmo cardiaco, il che significa che mangiando cibi Sirt nella prima parte della giornata possiamo preparare l'orologio biologico e cercare di contribuire a bruciare più energia, per il nostro corpo, durante questo periodo.

BEVANDE

Oltre al succo verde quotidiano, puoi bere liberamente durante la prima fase. Il meglio è acqua, caffè e tè verde.

Sì, il caffè è un alimento Sirt, anche se secondo l'opinione popolare è considerato dannoso. Alcuni studi sottolineano che il consumo di caffè è correlato a diversi benefici per la salute. Si consiglia di bere direttamente senza aggiungere latte, perché alcuni scienziati ritengono che il latte nel caffè ne riduca l'assorbimento dei benefici nutrienti attivatori della sirtuina.

Lo stesso vale per il tè verde, anche se l'aggiunta di un po 'di succo di limone può migliorare l'assorbimento dell'attivatore nutritivo della sirtuina.

L'unica precauzione che ti invitiamo a seguire è la seguente: non devi cambiare improvvisamente il tuo consumo abituale di caffè. I sintomi della sospensione della caffeina possono causare disagio per due giorni; allo stesso modo, per le persone che sono solitamente particolarmente sensibili ai suoi effetti, l'uso di dosi più alte del solito può essere spiacevole. Se non sei un bevitore di caffè, potresti apprezzare il tè nero.

Ricorda che la fase 1 è la fase di attacco e, sebbene dovresti confortarti dicendoti che durerà una settimana, devi utilizzare moderazione e perseveranza. Durante questa settimana, l'alcol verrà utilizzato solo per cucinare. Con molti succhi verdi bevibili e nuovi cibi Sirt, possiamo eliminare bevande e succhi gassati. Se hai voglia di bere uno di questi prodotti, questa potrebbe essere una proposta che fa al caso tuo per questa settimana: aggiungi delle fragole affettate all'acqua naturale o frizzante per ottenere l'acqua Sirt aromatizzata.

Poni la bevanda in frigorifero per alcune ore e otterrai un sostituto per bevande gassate e succhi che è sempre meglio evitare per la salute. Qualsiasi combinazione di limone, lime, cetriolo, menta e basilico è ottima: cambia e prova gusti diversi e cerca di capire quali ingredienti ti fanno sentire meglio.

COSA SERVE?

L'unico strumento che vi servirà per seguire questo tipo di dieta è un estrattore o centrifuga per preparare i succhi verdi Sirt; comprate quello che rientra nel vostro budget.

Dovresti conoscere ed essere in grado di trovare facilmente tutti i venti cibi Sirt nei supermercati o nei mercati. Tuttavia, ci sono delle eccezioni.

Il primo è il tè verde matcha, che è un alleato importante per il succo verde. Il matcha è un tè verde in polvere che può essere facilmente trovato online, su siti Web che forniscono alimenti naturali e persino nei supermercati biologici. I prezzi possono variare parecchio e alcune marche sono costose, quindi guardatevi bene attorno prima di procedere all'acquisto,

Il matcha proviene dal Giappone o dalla Cina; siccome quello cinese rischia di aver subito delle contaminazioni, in particolare di piombo a causa del forte inquinamento atmosferico, esortiamo di comprare quello Giapponese.

Il secondo cibo Sirt poco noto e poco usato in cucina è l'erba aromatica chiamata levistico. Per fortuna è facile coltivarlo da sè. Bastano dei semi, un vaso o una vaschetta e il davanzale di una finestra. Più semplice ancora è recarvi ad un negozio di articoli di giardinaggio nelle vostre vicinanze, comprare del levistico, un vaso e coltivarlo a casa vostra. Anche online si trovano venditori di semi e piante.

Infine c'è il grano saraceno. Il motivo per cui è di gran lunga superiore agli altri cereali è che, in realtà, non è un cereale ma uno "pseudocereale". È una fonte speciale di carboidrati e proteine, nonché una ricca riserva di cibo Sirt, e anche un ottimo sostituto di altri cereali più comunemente usati, anche se in realtà è il relativo frutto del rabarbaro. Puoi trovare semi di grano saraceno nella maggior parte dei supermercati, mentre nei negozi di alimenti naturali e nei negozi online puoi trovare facilmente fiocchi, pasta o semi soffiati.

Alcune ricette usano degli spaghettini di grano saraceno chiamati "soba". Si trovano anch'essi nei supermercati ma urge controllare bene sulla confezione, perché spesso contengono una combinazione di grano saraceno e grano. Chi desidera trarre i massimi benefici dalla dieta o evitare il glutine deve cercare, sempre nei negozi di articoli biologici o su internet, gli spaghetti esclusivamente di grano saraceno.

I SUCCHI SIRT

I succhi verdi sono una parte essenziale della fase 1. Tutti gli ingredienti sono cibi Sirt potenti, e in ogni succo troverete un cocktail esplosivo di sostanze naturali come apigenina, kaempferolo, puteolana, quercitina ed EGCG, che insieme attivano sirtuine e favoriscono la perdita di grasso.

Sono presenti un po' di mela per il sapore e il limone. Quest'ultimo non è da dimenticare, è stato dimostrato che la sua acidità normale protegge, stabilizza e aumenta l'assorbimento dei nutrienti attivatori di sirtuine contenuti nella bevanda.

Quali ingredienti usare?

- ✓ Cavolo riccio
- ✓ Rucola
- ✓ Prezzemolo
- ✓ Levitino (facoltativo)
- ✓ Sedano verde, con le foglie
- ✓ Tè verde matcha

IL CAVOLO RICCIO

Pochi alimenti sono esplosi sul mercato dei prodotti naturali con la stessa potenza del cavolo riccio, diventando la verdura difesa a spada tratta da tutti i fanatici dell'alimentazione naturale e dai foodie. Esiste addirittura una giornata nazionale annuale del cavolo riccio in ottobre.

Questo prodotto merita davvero tutti questi onori perché contiene grandi quantità di nutrienti attivatori di sirtuine, e va dunque incluso nella dieta e usato per preparare il succo verde Sirt. La particolarità del cavolo riccio è che, a differenza dei soliti superfood esotici, difficili da trovare e costosissimi, lo si trova dappertutto, cresce vicino a casa ed è molto accessibile da un punto di vista economico.

LA RUCOLA

Un altro ingrediente da gettare nella centrifuga è la rucola, un'insalata dalla storia lunga e interessante. Fu coltivata per la prima volta nell'Antica Roma, dove ne erano esaltate le doti afrodisiache. Divenne molto popolare in tutta l'Europa durante il Medioevo, ma cadde in disuso più avanti, in Inghilterra, con il cambiamento delle abitudini alimentari e l'avvento dell'era vittoriana.

La rucola è molto aromatica e ha un caratteristico sapore di pepe. Oltre ad usarla per il succo verde, grazie al sapore incredibile e ai nutrienti attivatori di sirtuine, è adottata come base di tutte le insalate della dieta, dov'è perfetta con l'olio extra vergine di oliva. Esiste anche la versione selvatica, provatele entrambe, sono ugualmente deliziose e ottimi cibi Sirt.

IL PREZZEMOLO

Il prezzemolo è un vero e proprio enigma in cucina. Appare spesso nelle ricette, ma altrettanto spesso non sappiamo che farcene. Nel migliore dei casi ne tritiamo qualche ciuffetto e lo spargiamo sul piatto a fine ricetta all'ultimo momento, nel peggiore piazziamo un rametto solitario tra le pietanze, a fini puramente decorativi. In ogni caso, spesso resta a languire sul piatto a fine pasto. Questa caratterizzazione deriva dall'uso tradizionale che se ne faceva nell'Antica Roma, quando era una guarnizione che veniva mangiata al termine di ogni pasto per rinfrescare l'alito, invece di essere parte del pasto stesso.

Un vero peccato, perché è un cibo eccellente dal sapore intenso e fresco, pieno di carattere. E sapore a parte, il prezzemolo contiene un'alta quantità di apigenina, attivatore di sirtuine, che quasi nessun altro cibo contiene in una concentrazione altrettanto elevata. Invece di usarlo a fini decorativi, sarebbe ora di apprezzarlo come alimento a tutto tondo per via delle sue ottime caratteristiche.

IL LEVISTICO

Il levistico è un'erba impiegata in cucina fin dall'antichità, e in un certo periodo fu perfino la più usata. Questa pianta è versatile, ricorda il sedano e il prezzemolo, ma ha un sapore più ricco e un fondo aromatico che la rende molto interessante.

Così come la rucola, era considerato afrodisiaco, e Carlo Magno aveva fatto piantare in tutti i suoi giardini il "prezzemolo dell'amore". Purtroppo questa pianta deliziosa, usata come ingrediente fondamentale delle insalate, è andata scomparendo.

Invece di accettarne la scomparsa, è giunto il momento di favorirne la rinascita.

IL SEDANO

Il sedano è usato da millenni, ma le prime varietà erano molto amare e venivano utilizzate come piante medicinali. Con lo sviluppo di varietà del sapore più gradevole si diffuse come pianta commestibile e fu ampiamente usato nell'Inghilterra dell'era vittoriana come ingrediente per insalate.

Parlando di sedano è importante operare una distinzione: esistono due tipi, quello bianco/giallo e quello Pascal/verde. Lo sbiancamento, oltre ad attenuare il sapore, riduce anche la capacità di attivare le sirtuine. Fortunatamente, la tendenza sta cambiando e le persone sono alla ricerca di sapori sempre più intensi e unici, quindi sono tutti orientati verso le varietà verdi. Il sedano verde si trova in tutti i supermercati, ed è il tipo che si consiglia di utilizzare nei succhi verdi e nei pasti. Si ricorda che il cuore e le foglie sono le parti più ricche e nutrienti.

IL TÈ VERDE MATCHA

Considerate il tè matcha come un normale tè verde che però assume steroidi. Si tratta di un particolare tè verde in polvere amato molto dai giapponesi e usato nella tradizione cerimonia del tè dei monaci Zen. Divenne estremamente popolare tra samurai, membri della famiglia reale e appartenenti alla nobiltà. Come lo descrisse un maestro Zen nell'Undicesimo secolo, il matcha "è il migliore rimedio mentale e medico e ha la capacità di rendere la vita più piena e completa."

Il matcha cresce al 90% all'ombra, mentre il tè verde normale di solito viene coltivato al sole. Poi le foglie di matcha sono sminuzzate con una macchina di pietra e ridotte in polvere fine. Contrariamente al tè verde che è consumato sotto forma di infusione, nel matcha le foglie in polvere vengono dissolte nell'acqua e ingerite. Il vantaggio è che la quantità di EGCG consumata è molto maggiore in questo modo.

SUCCO VERDE SIRT (DOSI PER 1 PERSONA)

- due manciate abbondanti (75g) di cavolo riccio
- una manciata scarsa (5g) di prezzemolo a foglia liscia
- una manciata abbondante (30g) di rucola
- una manciata scarsa (5g) di foglie di levistico [facoltativo]
- due o tre gambi grossi (150g) di sedano verde con le foglie
- mezza mela verde media
- il succo di mezzo limone
- mezzo cucchiaino raso di matcha

L'esperienza ha dimostrato che le misure "a manciate" funziona bene a talvolta è meglio di quelle più precise dato che permette di adattare meglio la quantità dei nutrienti in base alla corporatura di ciascuno. Gli individui più alti tendono ad avere mani più larghe, e quindi devono assumere una quantità proporzionalmente maggiore di cibi Sirt. Il contrario naturalmente, è valido per le persone più piccole e magre.

- ✓ Mescolare le verdure insieme (se le si utilizza, unirle a Carl, Rucola, Prezzemolo e Lovage) e centrifugare. Esistono delle centrifughe che mescolano le verdure a foglia verde in modo più o meno efficace, forse è necessario centrifugarle due volte prima di utilizzare altri ingredienti. L'obiettivo è ottenere finalmente circa 50 ml di succo di verdura.
- ✓ Ora frullate la mela e il sedano.

- ✓ Potete sbucciare il limone e centrifugarlo, oppure semplicemente spremerlo a mano nel succo già ottenuto. Dovreste ritrovarvi, a questo punto, con circa 250 ml di succo totale, forse un po' di più.
- ✓ All'ultimo momento, subito prima di berlo, aggiungete il matcha. Versate un goccio di succo in un bicchiere, poi unite il matcha e mescolate energicamente con una forchetta o un cucchiaino. Usiamo il matcha solo nelle prime due bibite della giornata perché contiene un po' di caffeina (l'equivalente di quello contenuto in una tazza di tè). A chi non è abituato potrebbe causare insonnia se bevuto troppo tardi.
- ✓ Una volta che il matcha si è sciolto, aggiungetevi il resto del succo. Alla fine mescolate e il succo è pronto da bere. Volendo, è possibile aggiungere acqua naturale a piacere.

GUIDA ALLA FASE 1: SUPERSONICA

GIORNO 1

Oggi comincia il tuo nuovo ed entusiasmante viaggio alla scoperta della dieta Sirt.

Cominciamo i piatti di questa settimana con deliziose pietanze facili, veloci e piene di sapore. La praticità o l'alto contenuto del cibo Sirt lo rende una scelta eccellente per l'alimentazione e sono anche un modo meraviglioso per massimizzare le sirtuine.

Utilizzeremo le cipolle rosse perché contengono molta quercetina, quindi è da includere. Le cipolle rosse hanno il più alto contenuto di quercetina, anche le cipolle gialle ne hanno, ma meno.

Tutti i Sirt Food perdono il 30% del contenuto di quercetina quando sono fritti, ma la percentuale è addirittura balzata al 65% quando sono stati cotti in un forno a microonde e ha persino raggiunto l'80% durante l'ebollizione.

La cottura in padella non solo preserva il sapore, ma preserva anche i polifenoli attivati delle sirtuine.

Il grano saraceno è estremamente diffuso in Giappone, è un alimento nutriente, versatile come gli altri cereali e senza glutine, ottima scelta per chi ne è intollerante.

Il primo giorno assumerete:

- 3 succhi verdi Sirt
- 1 pasto solido (normale o vegano)

È consigliato bere i succhi in tre momenti differenti della giornata (ad esempio al mattino appena svegli, a metà mattinata e a metà pomeriggio); scegliete il piatto normale o quello vegano:

- Gamberoni orientali saltati in padella con spaghetti soba di grano saraceno;
- 15/20g di cioccolato fondente (85% di cacao).

oppure

- Miso e tofu con glassa al sesamo e verdure saltate in padella con zenzero e peperoncino;
- 15/20g di cioccolato fondente (85% cacao).

GIORNO 2

La formula è la stessa del primo giorno, l'unico cambiamento è rapportato al cibo solido.

Mangerai cioccolato fondente oggi e anche domani. Questo cibo è molto buono in termini di sapore e benefici e possiamo mangiarlo senza scuse.

Nelle antiche civiltà come Aztechi e Maya, i chicchi di cacao erano considerati cibo sacro, solitamente riservato a nobili e guerrieri, e tenuti durante i banchetti per garantire la loro lealtà.

I chicchi del cacao erano ritenuti di rilevata importanza e quindi furono utilizzati a mo' di valuta di scambio, come fossero monete.

A quel tempo, il cacao veniva fornito sotto forma di bevanda schiumosa, ma il cioccolato era il modo più delizioso per consumare il cacao quotidianamente.

Purtroppo in questo caso non serve il cioccolato al latte, raffinato e molto dolce che piace a tutti, perché per ottenere il titolo di "Sirt food", deve essere cioccolato contenente l'85% di cacao.

Solitamente il prodotto viene trattato con un agente alcalinizzante per ridurne l'acidità e renderlo più scuro. Purtroppo però questo processo riduce notevolmente gli attivatori flavonoidi delle sirtuine, compromettendone così i benefici per la salute del corpo.

Sebbene negli Stati Uniti questi prodotti debbano essere contrassegnati con il logo "trattamento alcalino" sulla confezione, questo non è il caso in tutti i paesi europei, quindi è difficile scegliere la marca migliore.

Segnaliamo però che il cioccolato "Lindt Excellence 85%" non ha subito il procedimento sopra descritto, quindi è il cioccolato maggiormente favorito e consigliato.

Il secondo giorno si aggiungono i capperi al menù. Non sono infatti frutti, ma gemme che crescono nei paesi del Mediterraneo e vengono raccolte a mano. Sono buoni Foods Sirt perché ricchi di sostanze nutritive come il kaempferolo e la quercetina. Dal punto di vista del gusto, sono solo piccoli concentrati di sapore.

Il secondo giorno assumerete:

- 3 succhi verdi Sirt
- 1 pasto solido (normale o vegano)

È sempre consigliato consumare i tre succhi in momenti distinti della giornata, come indicato per il giorno 1.

Scegliete tra il pasto normale e quello vegano:

- Scaloppina di tacchino con capperi, prezzemolo e salvia su "couscosu" di cavolfiore speziato;
- 15/20g di cioccolato fondente (85% di cacao).

oppure

- Dahl di cavolo riccio e cipolla rossa con grano saraceno;
- -15/20g di cioccolato fondente (85% di cacao).

GIORNO 3

Anche se il formato è lo stesso del primo e del secondo giorno, tutti gli alimenti dovrebbero essere aromatizzati, dunque iniziamo ad insaporire il tutto.

Per migliaia di anni, il peperoncino è stato il contenuto principale delle cucine di tutto il mondo. Esportato in Europa dopo uno dei viaggii di Colombo, fino alla fine del XV secolo, è diventato il fulcro della nostra cucina. In un certo senso è strano che ce n'è siamo innamorati fino a questo punto. Il suo sapore pungente è il meccanismo di difesa della pianta, impedendo così ai carnivori di mangiarle, provocandogli del dolore fisico, ma com'è che a noi piace questo tipo di bruciore? Questo cibo presenta un qualcosa di quasi mistico e il suo fascino per noi è quasi misterioso.

Questo è incredibile, ma uno studio mostra che mangiare peperoncino insieme può aumentare la cooperazione tra gli individui. Per quanto riguarda i suoi effetti sulla salute, abbiamo visto che la sua natura pungente è molto efficace nell'attivare le sirtuine e promuovere il metabolismo. L'utilizzo del peperoncino in cucina è pressoché infinita, dunque rappresenta una modalità semplice per riuscire a consumare regolarmente il cibo Sirt.

Il peperoncino consigliato è "bird's eye" (a volte chiamato "thai chili").

Questo è l'ultimo giorno, berrete tre bicchieri di succo verde ogni giorno e ne berrete due domani.

Il caffè è importante: gli studi hanno dimostrato che il caffè è un vero tesoro botanico di sostanze benefiche. Questo è il motivo per cui i bevitori di caffè hanno meno probabilità di soffrire di diabete, alcune forme di cancro e malattie neurodegenerative.

Inoltre, non solo il caffè non è una tossina, ma protegge anche il fegato e lo rende più sano.

Il terzo giorno assumerete:

- 3 succhi verdi Sirt;
- 1 pasto solido (normale o vegano).

I succhi vanno sempre bevuti in parti distinte della giornata. Scegliete il piatto normale o quello vegano:

- Petto di pollo aromatico con cavolo riccio e cipolla rossa e salsa di pomodoro e peperoncino;
- 15/20g di cioccolato fondente (85% di cacao)

oppure

- Tofu al forno con harissa su "couscous" di cavolfiore speziato;
- 15/20g di cioccolato fondente (85% di cacao).

GIORNO 4

Ecco il quarto giorno, ovvero alla metà del vostro viaggio verso un corpo più magro e più sano. Rispetto agli altri giorni, il cambiamento più grande è che berrete solo più due bicchieri di succo invece di tre e mangerai due pasti solidi invece di uno.

Aggiungete i datteri Medjoul all'elenco degli alimenti che potreste integrare per perdere peso, potrebbe sembrare strano, ma questo alimento dovrebbe essere consumato con moderazione così da non aumentere il contenuto di glucosio nel sangue. Al contrario, il loro consumo è messo in relazione con una minore incidenza di diabete e cardiopatia. Per centinaia di anni sono stati alimenti base in tutto il mondo, negli ultimi anni le persone hanno sviluppato un forte interesse per il prodotto, considerato un vero e proprio medicinale per la cura di varie malattie. Pertanto, puoi stare certo che la loro presenza nell'odierno Muesli Sirt aumenterà solo i benefici per la salute. In questo sta l'unicità e la forza della dieta Sirt: rifiuta i luoghi comuni e vi permette di mangiare squisitezze dolci, con moderazione, senza sentirvi colpevoli.

Oggi integreremo nei pasti anche il radicchio. Come la cipolla, anche in questo caso è migliore la qualità rossa.

Il quarto giorno assumerete:

- 2 succhi verdi Sirt;
- 2 pasti solidi (normali o vegani)

I succhi sono da bere sempre in parti diverse della giornata (il primo la mattina e il secondo al pomeriggio). Scegliete i piatti normali o quelli vegani:

- Pasto 1: Muesli Sirt;
- Pasto 2: Filetto di salmone saltato in padella contornato da da radicchio caramellato, e foglie di rucola e di sedano.

oppure

- Pasto 1: Muesli Sirt;
- Pasto 2: Fagiolini stufati toscani.

GIORNO 5

Ora è il momento di aggiungere alcuni frutti. A causa del suo alto contenuto di zucchero, la frutta è sempre stata oggetto di cattiva pubblicità. Questo non si applica alle fragoline di bosco. Il contenuto di zucchero della fragola è molto basso: 1 cucchiaino per 100 grammi. Hanno anche un buon effetto sul modo in cui il corpo umano elabora gli zuccheri semplici, il che ridurrà la necessità di insulina, trasformando così il cibo in una macchina in grado di rilasciare energia per lungo tempo. Pertanto, le fragole sono l'elemento perfetto per la perdita di peso, con l'obiettivo di perdere peso e rimodellare il corpo.

Sono anche deliziosi ed estremamente versatili, come si trova nella versione Sirt della fresca e leggera Tabule mediorientale. Il sapore di soia fermentata mis è un tipico rappresentante della cucina tradizionale giapponese. Il monaco ha scoperto il suo sapore meraviglioso prima macinando i semi di soia in una pasta, quindi fermentandoli con sale e speciali tipi di funghi. Oltre alle sue ottime caratteristiche salutistiche, Mimis ha anche un forte sapore di umami, che è il vero potere esplosivo della germinazione. Nella nostra società moderna, ciò che conosciamo meglio è il glutammato di sodio, che viene creato artificialmente e può riprodurre lo stesso gusto. Sicuramente spero di ottenere il magico umami dai tradizionali cibi naturali ricchi di sostanze benefiche; senza dubbio, spero di ottenere il magico umami dai tradizionali cibi naturali ricchi di sostanze benefiche. Il Miso è molto pastoso e si trova nei supermercati di fascia alta e nei negozi di alimenti naturali e dovrebbe essere usato in ogni cucina per aumentare il sapore di piatti diversi. Dato che l'umami si promuove a vicenda, mio può essere perfettamente abbinato ad altri cibi salati / umami, soprattutto quando si tratta di proteine cotte, oggi lo puoi trovare in piatti deliziosi, veloci e facili.

Il quinto giorno assumerete:

- 2 succhi verdi Sirt;
- 2 pasti solidi (normali o vegani).

Scegliete i piatti normali o quelli vegani:

- Pasto 1: Tabbouleh di grano saraceno e fragole;

- Pasto 2: Merluzzo al forno marinato nel miso con verdure e sesamo saltati in padella.

oppure

- Pasto 1: Tabbouleh di grano saraceno e fragole:
- Pasto 2: Soba (spaghetti di grano saraceno) in un brodo di miso con tofu, sedano e cavolo riccio.

GIORNO 6

Non esistono cibi Sirt migliori dell'olio extra vergine di oliva e del vino rosso.

L'olio di oliva e l'alimento più celebre della dieta tradizionale mediterranea. L'ulivo è una delle piante coltivate più antiche che si conoscano. E le sue virtù sono esaltate da quando i nostri antenati iniziarono a schiacciare le olive in mortai di pietra per estrarne l'olio, quasi settemila anni fa.

L'olio di oliva ha una sola regola: dev'essere extra vergine. L'olio vergine può essere ottenuto solo dall'oliva per via di mezzi meccanici: non muta e non si deteriora. Dunque sarà possibile determinarne la qualità e osservare il contenuto di polifenoli. Senza il vino rosso un menù Sirt non può essere completo, inquinato il vino resta uno dei punti fondamentali della Sirt Diet. Contiene resveratrolo e attivatore di sirtuine di piceatannolo.

Il sesto giorno assumerete:

- 2 succhi verdi Sirt;
- 2 pasti solidi (normali o vegani).

Scegliete i piatti normali o vegani:

- Pasto 1: Super insalata Sirt;
- Pasto 2: Filetto di manzo alla griglia con salsa al vino rosso, anelli di cipolla, cavolo riccio e patate arrosto con erbe aromatiche.

oppure

- Pasto 1: Super insalata Sirt di lenticchie
- Pasto 2: Salsa mole di fagioli rossi con patata al forno

GIORNO 7

Eccoci giunti all'ultimo giorno della fase 1 della dieta. Oltre a vederlo come il punto finale, bisogna anche osservarlo come il punto di partenza in cui il cibo Sirt occupa solo un elemento centrale nella dieta.

Le noci sono un ottimo alimento Sirt perché contraddicono le opinioni correnti. Hanno un alto contenuto di grassi e molte calorie, ma hanno dimostrato di aiutare a ridurre il peso e le malattie metaboliche, tutto grazie all'attivazione delle sirtuine. Le noci sono anche considerate un ingrediente assai versatile, ottime nei primi piatti, nelle pietanze al forno, nelle insalate e come spuntino.

Il pesto sta divenendo un elemento sempre più indispensabile in cucina, perché è buonissimo e sa dare personalità anche nei piatti più semplici.

Quello tradizionale si confeziona con basilico e pinoli, ma potete provarne uno alternativo con prezzemolo e noci, ricco di cibi Sirt. Il medesimo ragionamento possiamo applicarlo ad un piattopiù semplice da preparare, come ad esempio un'omelette.

Il settimo giorno assumerete:

- 2 succhi verdi Sirt;
- 2 pasti solidi (normali o vegani).

Scegliete i piatti normali o quelli vegani:

- Pasto 1: Omelette Sirt;
- Pasto 2: Petto di pollo al forno con pesto di noci e prezzemolo e insalate di cipolle rosse.

oppure

- Pasto 1: Insalata Waldorf;
- Pasto 2: Spicchi di melanzana al forno con pesto di noci e prezzemolo e insalata di pomodori.

GUIDA ALLA FASE 2: IL MANTENIMENTO

Arrivati alla fase 2 dovreste avere già notato i risultati incoraggianti: non solo dovreste aver perso peso, ma anche avere un aspetto più tonico, e sentirvi peni di vitalità ed energia.

Dopo aver sperimentato questi cambiamenti radicali bisogna mantenere e migliorare i risultati.

In fondo i cibi Sirt si possono mangiare per tutta la vita.

Si propone quindi un programma di mantenimento per 14 giorni.

Durante la fase 2 consoliderete il dimagrimento conseguito e perderete ancora peso.

Ricordate che, a mano a mano che perderete peso, i benefici per la salute aumenteranno. Seguendo il programma comincerete a gettare le basi per un miglioramento duraturo.

Il segreto per avere successo in questa fase sta nel continuare ad arricchire la vostra alimentazione di cibi Sirt.

Per completare i 14 giorni, ripetete due volte il programma di sette giorni della fase 2.

Ogni giorno per 14 giorni assumerete:

- 3 pasti equilibrati, pieni zeppi di cibi Sirt;
- 1 succo verde Sirt;
- 1 o 2 spuntini Sirt facoltativi.

Anche in questo caso non vi sono regole rigide. Bisogna essere flessibili e distribuire questi alimenti durante il giorno.

Alcune regole di base:

- Bevete il succo verde o al mattino appena svegli, almeno 30 minuti prima di colazione o metà mattina;
- Cercate di consumare il pasto serale entro le 19.

Durante la fase 2 non ci focalizziamo sul conteggio delle calorie, a lungo termine non è un approccio né pratico né destinato ad avere successo.

Bisogna cercare di servire porzioni normali, di preparare pasti equilibrati e di fare il pieno di cibi Sirt per continuare a beneficiare del loro effetto brucia grassi e positivo per la salute in generale.

Bisogna imparare a dare ascolto al nostro corpo e lasciarsi guidare dall'appetito.

Continuerete a consumare un succo verde al giorno per tutta la fase 2, così da incamerare cibi Sirt anche in questo modo.

Anche in questa fase potrete bere liberamente altri liquidi, anche le tisane sono ben accette oltre agli alimenti Sirt come il tè verde, il caffè e il vino rosso.

Nel corso dell'ultima settimana dovreste aver consumato solo uno o due pasti al giorno, il che dovrebbe avervi consentito una grande flessibilità nella scelta degli orari. Ora che si tornerà ai soliti tre pasti giornalieri, bisogna porre un'accurata attenzione alla colazione.

Consumare una colazione nutriente è un'ottima preparazione per la giornata, aumenta i livelli di energia e concentrazione. per quanto riguarda il metabolismo più presto si mangia, più i livelli di glucosio e di grasso nel sangue sono tenuti sotto controllo. I benefici della colazione sono confermati da molti studi che mostrano che chi mangia regolarmente al mattino corre meno rischi di trovarsi di trovarsi in sovrappeso.

Il motivo va cercato nei nostri orologi biologici. Il corpo si aspetta che mangiamo presto per prepararci alle attività più intense, che richiedono un maggior dispendio di energie.

Se mangiamo al mattino è più facile che bruciamo ciò che assumiamo, mentre i cibi assunti più tardi vengono spesso immagazzinati sotto forma di grasso.

Eppure ogni giorno una persona su tre salta la colazione; è un sintomo classico della vita frenetica di oggi.

Dallo smoothie Sirt che può essere bevuto strada facendo, al Muesli Sirt che potete preparare in anticipo, alle uova strapazzate con il tofu, velocissime, quei pochi minuti al mattino apporteranno grandi benefici al resto della giornata, ma anche al vostro peso e alla salute sul lungo termine.

Con i cibi Sirt che agiscono da regolatore dell'orologio biologico, è ancora più importante mangiare al mattino. Oltre che a consumare una colazione ricca di questi alimenti solidi, bisogna includere il succo verde Sirt, che vi suggeriamo di bere appena svegli, almeno 30 minuti prima della colazione, o a metà mattinata.

SPUNTINI SIRT

Per gli spuntini dovrete deidere voi. Alcuni sostengono che consumare pasti meno abbondati e più frequenti sia più indicato per perdere peso, mantre secondi altri è più opportuno mangiare solo tre volte al giorno. In realtà non importa.

Ecco dei piccoli snack da mangiare senza sentirsi in colpa: datteri, noci, cacao, olio extravergine di oliva e curcuma. Si suggerisce di mangiarne uno o massimo due al giorno, nei giorni in cui ne avvertite il bisogno.

ALCUNE RICETTE SIRT (DOSI PER 4 PERSONE)

Programma dei pasti per 14 giorni; oltre alla versione normale del programma, ce n'è anche una senza carne, adatta a vegetariani e vegani.

Ogni giorno mangerete:

- 1 succo verde Sirt;
- 3 pasti solidi (normali o vegani);
- 1 o 2 spuntini Sirt (facoltativi)

Consumate il succo appena svegli, almeno 30 minuti prima della colazione, oppure a metà mattina.

- Colazione
- Pranzo
- Cena

Giorno 8 e 15

- Smoothie Sirt;
- Super insalata Sirt di pollo;
- Gamberoni orientali saltati in padella con spaghetti di grano saraceno.

oppure

- Smoothie Sirt;
- Insalata Waldorf
- Fagioli stufati toscani

Giorno 9 e 16

- Muesli Sirt;
- Pita integrale farcita;
- Tajine di zucca butternut e datteri con grano saraceno.

oppure

- Musli Sirt;
- Patè di fagioli di Spagna e miso con gambi di sedano e focacce di farina di avena;
- Tajine di zucca butternut e datteri con grasso saraceno.

Giorno 10 e 17

- Yogurt con frutti di bosco, noci e cioccolato fondente;
- Super insalata Sirt di tonno;
- Curry di pollo e cavolo riccio con patate all'indiana.

oppure

- Yogurt di soia o al latte di cocco con frutti di bosco, noci e cioccolato fondente:
- Pita integrale farcita;
- Dahl di cavolo riccio e cipolla rossa con grano saraceno

Giorno 11 e 18

- Uova strapazzate piccanti;
- Tabbouleh di grano saraceno e fragole;
- Chili con carne Sirt.

oppure

- Tofu strapazzato con funghi fritti;
- Tabbouleh di grano saraceno e fragole;
- Salsa mole di fagioli rossi con patate al forno.

Giorno 12 e 19:

- Smoothie Sort;
- Insalata Waldorf;
- Pasta al salmone affumicato con peperoncino e rucola.

oppure

- Smoothie Sirt;
- Insalata di pasta di grano saraceno;

- Tofu al forno con harissa su "couscous" di cavolfiore.

Giorno 13 e 20

- Pancake di grano saraceno con fragole, salsa di cioccolato fondante e noci tritate;
- Zuppa di miso con tofu e funghi shiitake;
- Pizza Sirt

oppure

- Yogurt di soia o al latte di cocco con frutti di bosco, noci e cioccolato fondate;
- Zuppa di miso con tofu e funghi shiitake
- Pizza Sirt.

Giorno 14 e 21

- Omellette Sirt;
- Super insalata Sirt di lenticchie;
- Petto di pollo al forno con pesto di noci e prezzemolo e insalata di cipolle rosse.

oppure

- Muesli Sirt
- Super insalata Sirt di lenticchie;

- Miso e tofu con glassa al sesamo e verdure saltate in padella con zenzero e peperoncino.

FINE DELLA DIETA!

Congratulazioni, avete terminato la dieta!

Riassumiamo gli obiettivi che si sono ottenuti: avete completato la fase 1 e perso circa 3,2 chili, acquistando massa muscolare. Avete consolidato la perdita di peso e migliorato ulteriormente la composizione corporea durante la fase 2, ovvero di mantenimento.

Ma soprattutto avete iniziato la vostra rivoluzione personale in fatto di forma fisica. Avete scelto di abbracciare l'energia, la vitalità e il benessere.

LA VARIETÀ È IMPORTANTE!

Ormai conoscerai molto bene i primi venti cibi della Sirt Diet, e avrai iniziato a testarne l'efficacia, e diventerai molto bravo a includerli nella tua dieta; questi alimenti devono mantenere la base della tua dieta quotidiana per perdere peso e rimanere in salute. Però non sono solo venti e la varietà è essenziale in cucina.

La lista dei venti cibi Sirt principali comprende gli alimenti particolarmente ricchi di sirtuine ma esistono molte altre piante che producono sirtuine anche se in maniera moderata e che si consiglia di assumere per variare la vostra dieta.

Ad esempio le fragole sono un alimento ad alto contenuto di sirtuine, però se consideriamo i frutti di bosco nel loro insieme scopriamo che favoriscono il dimagrimento e sono positivi per un invecchiamento in buone condizioni di salute. (more, mirtilli, lamponi, ribes neri).

Per la frutta secca vale allo stesso modo, nonostante l'elevato apporto calorico è così sana da favorire la perdita di peso e riduce i rischi di malattie croniche. (noci, castagne, noci pecan, pistacchi, arachidi).

Per quanto riguarda i cereali, sui quali vi è un dibattito in corso in quanto c'è chi crede che il consumo di questi non sia sano, possiamo affermare che anch'essi contengono delle sostanze in grado di attivare le sirtuine.

Alcuni studi riportano quanto sia positivo consumare cereali integrali per la riduzione delle malattie come il diabete e il cancro o la cardiopatia.

In realtà sono i cereali bianchi che non fanno del bene per il nostro organismo, bisogna dunque consumarli con una certa moderazione, la forma integrale è da privilegiare.

Per chi vuole evitare il glutine, per scelta o per intolleranza, si consiglia di consumare la quinoa perché è un ottimo Sirt Food.

Non ci crederete ma se volete uno snack pieno di nutrienti attivatori di sirtuine scegliete i pop corn.

Anche le bacche di goji e i semi di chia sono Sirt Food grazie alle loro caratteristiche.

Ed ecco una lista di altri quaranta Sirt Foods per facilitarvi una dieta varia e per il benessere del vostro organismo.

VERDURE

- Asparagi
- Broccoli
- Carciofi
- Cavolo cinese
- Cipolle bianche
- Crescione d'acqua
- Fagiolini
- Indivia
- Insalata belga
- Scalogno

FRUTTA

- Bacche di goji

- Cranberry
- Kumquat
- Lamponi
- Mele
- More
- Prugne nere
- Ribes nero
- Uva nera

FRUTTA SECCA

- Arachidi
- Castagne
- Noci pecan
- Pistacchi
- Semi di chia
- Semi di girasole

CEREALI

- Farina integrale
- Popcorn
- Quinoa

FAGIOLI

- Fagioli bianchi
- Fave

ERBE AROMATICHE / SPEZIE

- Aneto
- Erba cipollina
- Menta piperita
- Origano secco
- Peperoncino
- Salvia secca
- Timo
- Zenzero

BEVANDE

- Tè bianco
- Tè nero

E' SALUTARE MANGIARE SOLO SIRT FOODS?

Fino ad adesso abbiamo elogiato e chiacchierato solo di cibi Sirt e di tutti i benefici che recano al nostro organismo, al nostro corpo, permettendoci di mantenerlo in salute.

La domanda sorge spontanea: è responsabile un approccio che si basa solo su cibi Sirt?

D'altronde non esistono solo i nutrienti in grado di attivare le sirtuine, non possiamo scordarci di tutte le vitamine, i minerali, le fibre che sono comunque essenziali per il nostro benessere. Di conseguenza non possiamo nemmeno ignorare i cibi che ci forniscono queste altre sostanze.

Se fondiamo la nostra dieta sui cibi Sirt, in concomitanza ad alimenti ricchi di nutrienti e da fonti di omega 3, ci capaciteremo del fatto che così facendo, acquisiremo tutto ciò di cui il nostro organismo abbia necessità. Più di ogni altra dieta esistente.

Facciamo degli esempi: mangiando il cavolo riccio assumiamo vitamina C, K e di folato, minerali manganese, calcio e magnesio.

Le noci sono ricche di minerali come magnesio, rame, zinco, manganese, calcio e ferro e di fibre.

Il grano saraceno contiene alte dosi di manganese, rame, magnesio, potassio e fibre.

Le cipolle forniscono vitamina B6, filato, potassio e fibre.

Le fragole contengono vitamina C, potassio e manganese. Eccetera...

Basando la propria alimentazione sui Sirt Foods, l'unico rischio è di rimanere a corto di due nutrienti: selenio e vitamina D, ma d'altronde nessuna dieta ci fornisce dosi sufficienti di queste due sostanze perché presenti in modo scarso già negli alimenti.

Un'idea è quindi seguire la Sirt Diet e incorporare questi due nutrienti attraverso degli integratori.

SELENIO

Il Selenio è un nutriente con un compito assai importante, ovvero quello di rafforzare il sistema immunitario e ridurre le infiammazioni. Ha un ruolo d'effetto nella resistenza al cancro infatti l'incidenza di quest'ultimo fu ridotta della metà da quando le persone che ne erano carenti hanno iniziato ad assumere degli integratori.

Il selenio solitamente viene assorbito direttamente dagli alimenti terreni, ma in Europa il terreno ne è scarso.

Dunque non è sbagliato assumere degli integratori, in quanto questa sostanza è piuttosto benefica per il nostro organismo.

Nella maggior parte d'Europa le donne adulte dovrebbero assumere 50mcg di selenio quotidianamente e gli uomini 100mcg.

VITAMINA D

La vitamina D è conosciuta per il suo contributo non indifferente che fornisce alla salute delle ossa; è stata sottoposta a diversi studi che hanno riportato il suo ruolo benefico nella protezione contro il cancro, la cardiopatia, le malattie autoimmuni e il diabete.

Questa vitamina è anche conosciuta come "la vitamina del sole" e infatti è prodotta quando i raggi di sole colpiscono la nostra pelle.

Anche se si consumano gli alimenti dove la vitamina D è maggiore (uova, fegato, pesci grassi, carne) non sarà abbastanza.

Gli alimenti ne forniscono un 10% contro ad un 90% che si ottiene con l'esposizione al sole.

Infatti nei mesi estivi è ben consigliato prendere il sole, bastano solo 4 minuti per acquistare il fabbisogno giornaliero di vitamina D.

DIETA SIRT E DIETA VEGANA

I Sirt Foods godono della reputazione di essere tra le migliori specie vegetali esistenti al mondo.

i pasti vegetariani meritano una collocazione d'onore a tavola per via di tutti i benefici che recano all'essere umano, infatti chi segue questo tipo di dieta, soffre con meno frequenza di alcune tipologie di malattie come il cancro, il diabete e l'obesità.

Tuttavia quando si tratta di diete solo vegane, la situazione cambia: i cibi Sirt sono ottimi per la salute, ma con l'assenza di proteine animali, c'è il rischio di incontrare altre carenze oltre a quelle del selenio e della vitamina D.

Dato che gli acidi grassi omega 3 sono essenziali per il benessere e per la salute, e che le piante ne sono prive, è consigliato, per chi segue una dieta vegetariana o vegana, di assumere con costanza degli integratori di DHA vegetali (che vengono ricavati da alcune microalghe).

Sempre chi ha adottato come regime alimentare il vegetarismo o il veganesimo, può andare incontro ad un'altra carenza, ovvero quella di vitamina B12, poiché questo tipo di vitamina la si ottiene solo da prodotti animali (anche latticini e uova).

Cosa comporta una mancanza di vitamina B12? Aumenta i rischi di cardiopatia, anemia, degenerazione neurologica, depressione e demenza. Dunque si consiglia vivamente di accompagnare le vostre diete a degli integratori di vitamina B12.

Un altro elemento essenziale che i vegani urgono integrare è il calcio. Ottime fonti di questa sostanza sono le verdure verdi (cavolo riccio, broccoli, cavolo), bevande contenenti il calcio (latte di soia, di mandorle o di riso), frutta secca e semi. Ma può comunque rimanere necessario assumere degli integratori.

Sono state rilevate anche delle carenze legate allo iodio sempre negli stili alimentari che si basano sui soli vegetali. Un alimento che favorisce l'apporto di iodio è il sale iodato.

Gli alimenti che ne conservano la maggior parte sono: molluschi, pesce e latte.

Lo iodio si prospetta come una sostanza indispensabile da integrare nel nostro organismo, dato gioca un ruolo importante rispetto al metabolismo di cui regola l'attività. Le alghe invece risultano quasi nocive per i livelli troppo elevati di iodio al loro interno.

Anche per lo iodio è comunque possibile assumere degli integratori a parte.

DA NON DIMENTICARE: L'ATTIVITÀ FISICA!

Implementando la Dieta Sirt, scoprirai che il tuo fisico è migliorato in modo significativo, ma questo non significa che devi iniziare a pensare che non hai bisogno di esercizio, che è sempre importante. Chiaramente l'attività fisica, se non accompagnata da un'alimentazione sana, è poco efficiente; ma osserviamo come l'attività fisica sia così benefica per il nostro corpo. L'esercizio fisico riduce notevolmente il rischio di malattie cardiovascolari, ictus, ipertensione, diabete, osteoporosi, cancro e obesità e migliora l'umore, il sonno e il benessere in generale.

Quindi un'attività fisica moderata è perfetta da associare alla Sirt diet, in stimola l'attivazione delle sirtuine con tutti i benefici che recano, secondo un processo totalmente naturale.

La dose perfetta sono trenta minuti di attività fisica per cinque volte a settimana. Ad esempio una camminata con passo sostenuto, ma può essere qualunque sport e attività di moto.

CONSIGLI E CHIARIMENTI

- Peso e dieta Sirt: È sconsigliato intraprendere questo tipo di dieta se si è sottopeso. Come capire di essere sottopeso? Un ottimo sistema è quello di calcolare l'IMC, ovvero l'Indice di Massa Corporea.

Lo puoi calcolare velocemente su vari siti Internet, basta inserire i dati relativi ad altezza e peso.

Se il vostro IMC è inferiore o uguale a 18,5 è sconsigliato intraprendere questa tipologia di dieta.

Se il vostro IMC è compreso tra 18,5 e 20 è consigliato essere prudenti e moderati, in quanto intraprendendo questa dieta potreste scendere al di sotto dei 18,5.

Se la corsa alla magrezza è ormai una moda che fa gola a molti, essere sottopeso può avere gravi effetti negativi su molti aspetti connessi alla salute: come un abbassamento eccessivo delle difese immunitarie, un maggiore rischio di osteoporosi e problematiche legate alla fertilità.

Anche se è sconsigliata la dieta Sirt a chi è sottopeso, è comunque vantaggioso introdurre i Sirt Foods all'interno dell'alimentazione quotidiana di ognuno, in quanto rimangono dei cibi estremamente benefici per la salute.

Se siete magri e avete un IMC nella norma tra 20 e 25 siete ben accetti a seguire anche la prima fase della Sirt Diet.

- **Il succo verde:** Il succo verde è il modo migliore per cominciare la giornata facendo un pieno di cibi Sirt ed è consigliato di continuare a berlo anche al di fuori delle due fasi della dieta Sirt. Questo succo è appositamente progettato per fornire tutti gli ingredienti attivatori di nutrienti che aiutano la sirtuina in una dose appropriata per aiutare a bruciare i grassi e aumentare la salute generale.

Chiaramente potete spaziare negli ingredienti da inserire nei vostri centrifugati, potete combinare gli alimenti Sirt più strampalati.

- **Farmaci e dieta Sirt:** Questo tipo di dieta è adatto praticamente per tutti, ma considerando il suo potente effetto sul consumo dei grassi e lo stato di salute può mutare i processi di certe malattie e l'azione di farmaci prescritti dal medico. Oltretutto diversi farmaci non si possono assumere in concomitanza di un digiuno.

Durante la sperimentazione della Sirt Diet si sono osservati in particolare gli effetti sulle persone che assumevano farmaci; in ogni caso se assumete costantemente dei farmaci per qualunque problema di salute, prima di intraprende la dieta è bene rivolgersi al proprio medico di fiducia, chiedendo pareri.

- **Gravidanza e dieta Sirt:** È sconsigliato intraprendere la dieta Sirt se si sta tentando di concepire, se in gravidanza e anche se si sta allattando. Questa dieta è inadatta a queste circostanze in quanto velocizza la perdita del peso. Nonostante ciò, resta consigliato includere cibi Sirt all'interno della vostra alimentazione per renderla maggiormente bilanciata ed equilibrata durante la gravidanza.

Bisognerà comunque che evitiate il vino rosso in questa circostanza, a causa de contenuto di alcol, e limitare i prodotti che contengono caffeina, caffè, tè verde e cacao.

- **Bambini e dieta Sirt:** Come già detto, questa dieta comporta una perdita di peso sostanziosa e dunque si pone non adatta al cospetto di un bambino; questo però non vieta l'inserimento di cibi Sirt nella loro alimentazione, che comportano sempre benefici.

Le ricette che si possono trovare al fondo della guida, sono state pensate per le papille gustative del nucleo familiare, quindi sono adatte anche ai bambini.

- **Ripetizioni delle fasi 1 e 2:** La fase 1 può essere ripetuta se ritenete di dover perdere ancora del peso o per fare il pieno di energia e benessere, anche se nessuno l'ha mai ripetuta prima di tre mesi.

La fase 2 potete ripeterla ogni qualvolta che volete.

- **Accorciare la fase 1:** Durante questa durata di 7 giorni, non c'è nulla di misterioso, ma la durata è stata determinata all'inizio dell'esperimento su questa dieta. Pertanto, se per qualche motivo accorci la tua dieta di uno o due giorni, non scoraggiarti, perché ne trarrai comunque beneficio.

- Cibi Sirt ad alto contenuto calorico: La bella notizia è che perderete peso anche mangiando gli alimenti Sirt con maggiore apporto calorico, grazie agli effetti positivi sul metabolismo e sull'appetito, non bisogna preoccuparsi di mangiare troppi alimenti Sirt. In ogni caso abbuffarsi non è sano, ma questi alimenti potete continuare a mangiarli fino a raggiungere la sazietà.

- Prodotti biologici: È sempre bene scegliere prodotti biologici quando è possibile ed economicamente fattibile. I prodotti biologici sono molto più ricchi di nutrienti in grado di attivare le sirtuine.

In ogni caso otterrete ottimi risultati dalla dieta anche con prodotti non biologici, anche se quest'ultimi sono preferibili.

- Acquisto e consiglio dei prodotti:

CIOCCOLATO = Il cioccolato "Lindt Excellence 85%" Lindt è quello maggiormente consigliato, in quanto non è trattato con alcali e mantiene una percentuale maggiore di flavonoidi. Per il cacao in polvere la marca consigliata è "Rowntrees".

TE' MATCHA = È possibile acquistarlo in tutti i negozi bio e la marca consigliata è la "Do Matcha" di cui esiste anche il sito web (www.domatcha.com) dov'è possibile acquistare online.

GRANO SARACENO = Il grano saraceno si trova facilmente nei supermercati, in ogni sua forma, che sia farina o che sia integrale.

NEGOZI BIO: In Italia il negozio biologico maggiormente consigliato è "NaturaSì" di cui esiste anche il sito web (www.naturasì,it) dov'è possibile acquistare online.

RICETTARIO

Alcuni consigli e avvertenze importanti riguardanti le ricette:

- **I peperoncini Bird's:** sono indicati tra i 20 cibi Sirt più importanti e sono frequenti all'interno delle ricette Sirt. Se non li avete mai mangiati dovete essere al corrente del fatto che risultano decisamente più piccanti rispetto a quelli normali. Se non siete abituati a cibi piccanti, si consiglia di iniziare con la dose più piccola, come metà delle istruzioni nella ricetta, quindi rimuovere con cura tutti i semi.

Abituandovi pian piano potrete poi regolarvi in base al grado di piccantezza che vi garba.

- **Il miso** è una pasta di soia fermentata che risulta molto saporita come gusto. Esiste in diverse colorazioni: bianca, gialla, rossa e marrone. Le paste più chiare sono nettamente più dolci rispetto a quelle scure, che possono essere molto salate. Per le ricette proposte è perfetto quello rosso o marrone.

Il miso rosso si presenta come il più salato, ma tutto sta ai vostri gusti.

- **Il grano saraceno** è molto semplice da cucinare. Si consiglia di sciacquarlo al meglio con l'aiuto di uno scolapasta prima di buttarlo in acqua bollente. I tempi di cottura oscillano tra i tre e gli otto minuti, controllate le istruzioni sulla confezione.

- **Il prezzemolo** è preferibile a foglia piatta.

Cipolla, aglio e zenzero vanno sempre sbucciati con cura a meno che non vi sia indicato diversamente.

- Nelle ricette che troverete **sale e pepe** non sono compresi ma sentitevi liberi di utilizzare sale marino e pepe nero a piacere.

GAMBERONI ORIENTALI SALTATI IN PADELLA CON SPAGHETTI DI GRANO SARACENO

(una porzione)

- 150 g di gamberoni crudi, sgusciati e privati del filo intestinale
- 2 cucchiaini di tamari (potete utilizzare anche la salsa di soia)
- 2 cucchiaini di olio extravergine d'oliva
- 75g di soba (ovvero gli spaghettini di grano saraceno)
- 1 spicchio d'aglio, tritato finemente
- 1 cucchiaino di zenzero fresco, tritato finemente
- 20g di cipolla rossa, affettata
- 40g di sedano, mondato e affettato

- 75g di fagiolini, tagliati a pezzetti
- 50g di cavolo riccio, tagliato in modo grossolano
- 100ml di brodo di pollo
- 5g di levistico o foglie di sedano

1) Ponete una padella sui fornelli a fiamma vivace e cuocete i gamberoni in un cucchiaino di tamari [o salsa di soia] e un cucchiaino di olio per 2-3 minuti.
   Trasferite i gamberoni su un piatto e pulite la padella perché verrà riutilizzata.
2) Cuocete gli spaghetti in acqua bollente per 5-8 minuti, scolate e mettete da parte.
3) Nel frattempo soffriggete l'aglio, peperoncino e zenzero, cipolla rossa, sedano, fagiolini e cavolo riccio nell'olio rimanente a fiamma medio-alta per circa 2-3 minuti.
   Dopodiché aggiungete il brodo e portate ad ebollizione, poi fate sobbollire per circa un minuto o due, finché le verdure non sono cotte ma croccanti all'interno.
4) Aggiungete i gamberoni, gli spaghetti, il levistico [o le foglie di sedano] in padella, riportate ad ebollizione, poi togliete dal fuoco e servite!

MISO E TOFU CON GLASSA AL SESAMO E VERDURE SALTATE IN PADELLA CON ZENZERO E PEPERONCINO

(una porzione)

- 1 cucchiaio di mirin (vino di riso giapponese)
- 20g di pasta di miso
- 1 confezione da 150g di tofu duro
- 40g di sedano, mondato
- 35g di cipolla rossa
- 120g di zucchini
- 1 peperoncino Bird's Eye
- 1 spicchio d'aglio
- 1 cucchiaino di zenzero fresco, tritato finemente
- 50g di cavolo riccio, tritato
- 2 cucchiaini di semi di sesamo
- 35g di grano saraceno
- 1 cucchiaino di curcuma in polvere
- 2 cucchiaini di olio extravergine d'oliva
- 1 cucchiaino di tamari [o salsa di soia]

1) Scaldate il forno a 200 gradi. Foderate una teglia con carta da forno.
2) Mescolate il mirin e il miso. Tagliate il tofu nel senso della lunghezza, poi tagliate ogni pezzo a metà per ricavarne dei triangoli. Copritelo con la miscela di miso e lasciate marinare intanto che preparate gli altri ingredienti.

3) Affettate il sedano, la cipolla rossa e gli zucchini lateralmente. Tritate finemente il peperoncino, l'aglio e lo zenzero e lasciate da parte.
4) Cuocete a vapore il cavolo riccio per circa cinque minuti. Togliete dal fuoco e lasciate riposare.
5) Disponete il tofu nella teglia da forno, cospargete di semi di sesamo e cuocete in forno per circa 15-20 minuti, finché non apparirà caramellato.
6) Lavate il grano saraceno in uno scolapasta e trasferitelo in una pentola e acqua bollente con la curcuma. Cuocete per circa 3-8 minuti [guardare istruzioni sulla confezione] e scolate.
7) Scaldate l'olio in una padella, quando è bello caldo unite il sedano, la cipolla, li zucchini, il peperoncino, l'aglio e lo zenzero, e friggete a fiamma alta per 1-2 minuti, poi riducete a fiamma media per 3-4 minuti finché gli ingredienti non sono cotti ma ancora croccanti. Forse dovrete aggiungere un cucchiaio d'acqua se vedete che le verdure cominciano ad attaccarsi sul fondo della padella. Aggiungete il cavolo riccio e i tamari e cuocete per un altro minuto.
8) Quando il tofu sarà pronto, servite con le verdure e il grano saraceno!

SCALOPPINA DI TACCHINO CON CAPPERI, PREZZEMOLO E SALVIA SU COUSCOUS DI CAVOLFIORE SPEZIATO

(una porzione)

- 150g di cavolfiore, tritato grossolanamente
- 1 spicchio d'aglio, tritato finemente
- 40g di cipolla rossa, tritata finemente
- 1 peperoncino Bird's Eye, tritato finemente
- 1 cucchiaino di zenzero fresco, tritato finemente
- 2 cucchiaini di olio extra vergine di oliva
- 2 cucchiaini di curcuma in polvere
- 30g di pomodori secchi, tritati finemente
- 10g di prezzemolo
- fettina o petto di tacchino da 150g
- 1 cucchiaino di salvia essiccata
- succo di 1/4 di limone
- 1 cucchiaio di capperi

1) Per preparare il couscous mettete il cavolfiore crudo in un robot da cucina. Frullate con pulsazione di due secondi per tritarlo finemente, fino a fargli assumere l'aspetto del couscous. Potete anche usare un coltello e sminuzzarlo finemente.
2) Soffriggete l'aglio, la cipolla rossa, il peperoncino e lo zenzero in un cucchiaino di olio uno ad appassirli ma senza che si scuriscano. Aggiungete la curcuma e il cavolfiore e cuocete per un minuto. Rimuovete dal fornello e aggiungete i pomodori secchi e metà del prezzemolo.

3) Coprite la fettina di tacchino con la salvia e un po' di olio, e friggetela in una padella a fiamma media per 5-6 minuti, girandola regolarmente. Quando è cotta aggiungete il succo di limone, il prezzemolo rimanente, i capperi e un cucchiaio d'acqua in padella. In questo modo otterrete una salsa da servire con il cavolo.

DAHL DI CAVOLO RICCIO E CIPOLLA ROSSA CON GRANO SARACENO

(una porzione)

- 1 cucchiaino di olio extra vergine d'oliva
- 1 cucchiaino di semi di senape
- 40g di cipolla rossa, tritata finemente
- 1 spicchio d'aglio, tritato finemente
- 1 cucchiaino di zenzero fresco, tritato finemente
- 1 peperoncino Bird's Eye, tritato finemente
- 1 cucchiaino di polvere di curry dolce
- 2 cucchiaini di curcuma in polvere
- 300ml di brodo vegetale o acqua
- 40g di lenticchie rosse, sciacquate
- 50g di cavolo riccio, tritato
- 50 ml di latte di cocco in scatola
- 50g di grano saraceno

1) Scaldate l'olio in una pentola media a fuoco medio e aggiungete i semi di senape. Quando cominciano a

scoppiettare, aggiungete la cipolla, l'aglio, lo zenzero e il peperoncino. Cuocete per 10 minuti circa, finché non si è appassito tutto.

2) aggiungete il curry in polvere e un cucchiaino di curcuma, e cuocete le spezie per un paio di minuti. Versate il brodo e portate ad ebollizione. Unite le lenticchie e cuocete per altri 25-30 minuti finché le lenticchie non saranno cotte e non otterrete un dahl bello vellutato.
3) Aggiungete il cavolo riccio e il latte di cocco e cuocete altri 5 minuti.
4) Nel frattempo cuocete il grano saraceno secondo le istruzioni riportate sulla confezione con un cucchiaino di curcuma, scolatelo e servitelo insieme al dahl.

PETTO DI POLLO AROMATICO CON CAVOLO RICCIO E CIPOLLA ROSSA E SALSA DI POMODORO E PEPERONCINO

(una porzione)

- 120g di petto di pollo, privato della pelle e delle ossa
- 2 cucchiaini di curcuma in polvere
- succo di 1/4 di limone
- 1 cucchiaino di olio extra vergine d'oliva
- 50g di cavolo riccio, tritato
- 20g di cipolla rossa, affettata
- 1 cucchiaino di zenzero fresco, tritato
- 50g di grano saraceno

per la salsa:

- 130g di pomodori (circa 1)
- 1 peperoncino Bird's Eye, tritato finemente
- succo di 1/4 di limone

1) Per preparare la salsa, rimuovete l'interno del pomodoro e tagliatelo a pezzetti molto piccoli, conservando più liquido che potete. Mescolate con il peperoncino, i capperi, il prezzemolo e il succo di limone. Potreste mettere il tutto nel frullatore, ma il risultato finale sarebbe un po' diverso.
2) Scaldate il forno a 220 gradi. Marinate il petto di pollo in un cucchiaino di curcuma, il succo di limone e un po' d'olio. lasciate riposare per 5-10 minuti.
3) Scaldate una padella da forno finché non è rovente, posateci il pollo marinato e rosolatelo un minuto circa per

lato, finché non è leggermente dorato, poi mettetelo in forno (o trasferitelo su una teglia se la vostra padella non va in forno) per 8-10 minuti o fino a completamento della cottura. Toglietelo dal forno, coprite con un foglio di alluminio e lasciate riposare per 5 minuti prima di servire.

4) Nel frattempo cuocete il cavolo riccio a vapore per 5 minuti. Soffriggete le cipolle rosse e lo zenzero in un po' d'olio, finché non si sono appassite ma prima che si scuriscano, e aggiungete il cavolo riccio cotto, e soffriggete un altro minuto.
5) Cuocete il grano saraceno secondo le istruzioni riportate sulla confezione con il cucchiaino rimanente di curcuma. Servite il pollo, le verdure e la salsa.

TOFU AL FORNO CON HARISSA SU COUSCOUS DI CAVOLFIORE SPEZIATO

(una porzione)

- 60g di peperone rosso
- 1 peperoncino Bird's Eye
- 2 spicchi d'aglio
- circa 1 cucchiaio di olio extra vergine d'oliva
- 1 pizzico di cumino secco
- 1 pizzico di coriandolo secco
- succo di 1/4 di limone
- 200g di tofu duro
- 200g di cavolfiore, tritato grossolanamente
- 40g di cipolla rossa, tritata finemente
- 1 cucchiaino di zenzero fresco, tritato finemente
- 2 cucchiaini di curcuma in polvere
- 30g di pomodori secchi, tritati finemente
- 20g di prezzemolo tritato

1) Scaldate il forno a 200 gradi.
2) Per preparare l'arista, affettate il peperone girando attorno al piccolo, in modo da ricavare delle fette belle piatte, eliminate i semi e disponete le fette in una teglia da forno con il peperoncino e uno degli spicchi d'aglio.

   Condite con un po' d'olio e le spezie secche e cuocete in forno per 15-20 minuti finché il peperone è morbido ma non troppo scuro. (lasciate il forno acceso alla stessa temperatura) Fate raffreddare, poi frullate in un robot da cucina con il cucco di limone fino ad ottenere un composto omogeneo.

3) Affettate il tofu nel senso della lunghezza e tagliate ogni fetta in triangoli. Disponeteli in una teglia piccola antiaderente oppure coperta da un foglio di carta da forno, coprite con l'arista e cuocete in forno per 20 minuti. Il tofu dovrebbe aver assorbito la macinatura e acquisito un colore rosso scuro.
4) Per preparare il coucous, trasferite il cavolfiore crudo in un robot da cucina. Frullate con brevi pulsazioni di 2 secondi fino ad ottenere una consistenza simile a quella del coucous. Oppure potete usare un coltello e tritarlo molto finemente.
5) Tritate finemente lo spicchio d'aglio rimanente. Soffriggetelo con la cipolla rossa e lo zenzero in un cucchiaino d'olio, finché il tutto non sarà appassito ma non troppo imbiondito, poi aggiungete la curcuma e il cavolfiore e cuocete per un minuto.
6) Togliete dal fuoco e unite i pomodori secchi e il prezzemolo. Servite con il tofu cotto in forno.

MUESLI SIRT

Se volete prepararne quantità maggiori o farlo in anticipo la sera prima, mischiate insieme gli ingredienti secchi e riponeteli in un contenitore a chiusura ermetica. Il giorno dopo basterà aggiungere le fragole e lo yogurt e sarete a posto.

(una porzione)

- 20g di fiocchi di grano saraceno
- 10g di grano saraceno soffiato
- 15g di cocco in scaglie o essiccato
- 40g di datteri Medjoul, privati del seme e tritati
- 15g di noci tritate
- 10g di fave di cacao
- 100g di fragole, mondate e tagliate a pezzetti
- 100g di yogurt greco (o alternativa vegana, come yogurt di soia o al latte di cocco)

1) Mischiate insieme tutto gli ingredienti (meno le fragole e lo yogurt se non servite subito)

FILETTO DI SALMONE SALTATO IN PADELLA CON INSALATA DI RADICCHIO CARAMELLATO, RUCOLA E FOGLIE DI SEDANO

(una porzione)

- 10g di prezzemolo
- succo di 1/4 di limone
- 1 cucchiaio di capperi
- 1 cucchiaio di olio extra vergine di oliva
- 1/4 di avocado sbucciato, privato del seme e tagliato a dadini
- 100g di pomodori ciliegia, tagliati a metà
- 20g di cipolla rossa, affettata finemente
- 50g di rucola
- 5g di foglie di sedano
- 150g di filetto di salmone senza pelle
- 2 cucchiaini di zucchero di canna
- 1 cespo di radicchio (70g), tagliato nel senso della lunghezza

1) Riscaldare il forno a 220 gradi.
2) Nel condire, mettere il prezzemolo, il succo di limone, i capperi e 2 cucchiaini di olio in un frullatore o robot da cucina e mescolare bene.
3) Per l'insalata, mescolate insieme avocado, pomodori, cipolla rossa, rucola e foglie di sedano.
4) Riscaldare la padella antiaderente. Strofinare il salmone con una piccola quantità di olio, quindi infornare in una padella calda per circa un minuto per caramellare

l'esterno. Trasferire in forno per 5-6 minuti o fino a cottura ultimata;

5) Contemporaneamente, pulire la pentola e metterla sul fuoco. Mescolare lo zucchero di canna con il restante cucchiaino di olio, quindi spennellare il tutto sulla superficie tagliata della cicoria. Mettetela nella pentola calda, tagliatela da un lato e cuocete per 2-3 minuti, girando regolarmente, finché sono teneri e completamente caramellati. Mescolare l'insalata e servire con salmone e radicchio.

FAGIOLI STUFATI TOSCANI

(una porzione)

- 1 cucchiaio di olio extra vergine di oliva
- 50g di cipolla rossa, tritata finemente
- 30g di carote, pelate e tritate finemente
- 30g di sedano, mondato e tritato finemente
- 1 spicchio d'aglio, tritato finemente
- 1/2 peperoncino Bird's Eye, tritato finemente
- 1 cucchiaino di erbe di provenza
- 200ml di brodo vegetale
- 1 vasetto da 400g di pelati
- 1 cucchiaino di concentrato di pomodoro
- 200g di fagioli misti in scatola
- 50g di cavolo riccio, tritato grossolanamente
- 1 cucchiaio di prezzemolo, tritato grossolanamente
- 40g di grano saraceno

1) Versate l'olio in una padella media e scaldate a fiamma medio-bassa; soffriggete piano la cipolla, le carote, il sedano, l'aglio, il peperoncino, se lo usate, e le erbe, finché la cipolla non si è appassita ma non è diventata troppo scura.
2) Aggiungete il brodo, i pelati e il concentrato di pomodoro e portate a ebollizione.
3) Aggiungete quindi i fagioli e fate sbollire per circa 30 minuti.
4) Unite il cavolo riccio e cuocete altri 5-10 minuti, finché non si è ammorbidito, poi aggiungete il prezzemolo.
5) Nel frattempo cuocete il grano saraceno secondo le istruzioni riportate sulla confezione e servitelo con i fagioli stufati.

TABBOULEH DI GRANO SARACENO E FRAGOLE

(una porzione)

- 50g di grano saraceno
- 1 cucchiaio di curcuma in polvere
- 80g di avocado
- 65g di pomodori
- 20g di cipolla rossa
- 25g di datteri Medjoul snocciolati
- 1 cucchiaio di capperi
- 30g di prezzemolo
- 100g di fragole mondate
- 1 cucchiaio di olio extra vergine di oliva
- succo di 1/2 limone
- 30g di rucola

1) Cuocete il grano saraceno con la curcuma secondo le istruzioni riportate sulla confezione. Scolate e mettete da parte a raffreddare.
2) Tritate finemente avocado, pomodoro, cipolla rossa, datteri, capperi e prezzemolo e mescolate con il grano saraceno raffreddato. Affettate le fragole e incorporatele delicatamente all'insalata con l'olio e il succo di limone. Servite su un letto di rucola.

SOBA (SPAGHETTI DI GRANO SARACENO) IN UN BRODO DI MISO CON TOFU, SEDANO E CAVOLO RICCIO

(una porzione)

- 75g di soba
- 1 cucchiaio di olio extra vergine di oliva
- 20g di cipolla rossa, affettata
- 1 spicchio d'aglio, tritato finemente
- 1 cucchiaino di zenzero, tritato finemente
- 300ml di brodo vegetale, e un po' di più se necessario
- 30g di pasta di miso
- 50g di cavolo riccio, tritato grossolanamente
- 50g di sedano, tritato grossolanamente
- 1 cucchiaino di semi di sesamo
- 100g di tofu duro, tagliato a dadini di 0,5-1cm
- 1 cucchiaino di tamari (o salsa di soia)

1) Gettate gli spaghetti in una pentola di acqua bollente e cuocete per 5-8 minuti.
2) Scaldate l'olio in una padella, unite cipolla, aglio, zenzero e soffriggete a fiamma media fino ad apparire ma senza lasciare scurire troppo. Versateci il brodo e il miso e portate ad ebollizione.
3) Aggiungete il cavolo riccio e il sedano al brodo col miso e fate sobbollire per 5 minuti (cercate di non portare ad ebollizione, perché il miso perderebbe il suo sapore e acquisterebbe una consistenza granulosa). Se necessario, aggiungete altro brodo.

4) Unite gli spaghetti cotti e i semi di sesamo e lasciate che tutti gli ingredienti abbiano il tempo di scaldarsi, poi aggiungete il tofu. Servite in una ciotola versandoci sopra un po' di tamari.

SUPER INSALATA SIRT

(una porzione)

- 50g di rucola
- 50g di foglie di radicchio
- 100g di salmone affumicato tagliato a fettine
- 80 g di avocado sbucciato, privato del seme e tagliato a fette
- 40g di sedano, affettato
- 20g di cipolla rossa, affettata
- 15g di noci, tritate
- 1 cucchiaio di capperi
- 1 grosso dattero Medjoul, privato del seme e tagliato a pezzettini
- 1 cucchiaio di olio extra vergine di oliva
- succo di 1/4 di limone
- 10g di prezzemolo, tritato
- 10g di levistico o foglie di sedano, tritati

1) Disponete le foglie di insalata su un vassoio o in una ciotola grande.

2) Mescolate tra loro tutti gli altri ingredienti e disponeteli sulle foglie

VARIANTI:

Per un'insalata Sirt di lenticchie, sostituite il salmone affumicato con 100g di lenticchie verdi in scatola.

Per un'insalata Sirt al pollo, sostituite il salmone affumicato con un petto di pollo cotto e tagliato a fette.

Per un'insalata Sirt al tonno, sostituite il salmone affumicato con una scatoletta di tonno (al naturale o all'olio, secondo i vostri gusti).

SALSA MOLE DI FAGIOLI ROSSI CON PATATE AL FORNO

(una porzione)

- 40g di cipolla rossa, tagliata finemente
- 1 cucchiaino di zenzero fresco, tritato finemente
- 1 spicchio d'aglio, tritato finemente
- 1 peperoncino Bird's Eye, tritato finemente
- 1 cucchiaino di olio extra vergine di oliva
- 1 cucchiaino di curcuma in polvere
- 1 cucchiaino di cumino in polvere
- 1 pizzico di chiodi di garofano in polvere
- 1 pizzico di cannella in polvere
- 1 patata media

- 190g di pelati
- 1 cucchiaino di zucchero di canna
- 50g di peperone rosso, privato di picciolo e semi e tritato grossolanamente
- 150ml di brodo vegetale
- 1 cucchiaio di cacao in polvere
- 1 cucchiaino di semi di sesamo
- 2 cucchiaini di burro di arachidi (meglio quello vellutato, ma anche quello croccante va benissimo)
- 150g di fagioli rossi in scatola
- 5g di prezzemolo tritato

1) Scaldate il forno a 200 gradi.
2) Soffriggete la cipolla, lo zenzero, l'aglio e il peperoncino nell'olio in una padella media a fiamma media per 10 minuti circa, o finché gli ingredienti non saranno appassiti. Aggiungete le spezie e cuocete per altri 1-2 minuti.
3) Posate la patata su una teglia, infilatela nel forno e cuocete per 45-60 minuti, finché non sarà morbida al suo interno (o anche più a lungo se vi piace bella croccante all'esterno).
4) Aggiungete in padella i pelati, lo zucchero, il peperone, il brodo, il cacao in polvere, i semi di sesamo, il burro di arachidi e i fagioli, e lasciate sobbollire per 45-60 minuti
5) Infine cospargete di prezzemolo. Tagliate la patata a metà e versateci sopra la salsa.

OMELETTE SIRT

(una porzione)

- 50g di pancetta a strisce (affumicata o al naturale, secondo i gusti)
- 3 uova medie
- 35g di radicchio rosso, tritato finemente
- 1 cucchiaino di olio extra vergine di oliva

1) Scaldate una padella antiaderente. Tagliate la pancetta a striscione e friggetela a fiamma alta finché non è croccante. Non c'è bisogno di aggiungere olio, basta il grasso della pancetta. Togliete dal fuoco e posate su un foglio di carta da cucina per asciugare l grasso in eccesso. Pulite la padella.
2) Sbattete le uova e unite il radicchio e il prezzemolo. Tagliate a dadini la pancetta fritta e unite alle uova.
3) Scaldate l'olio nella padella antiaderente, che dovrebbe essere bella calda ma non fumante. Aggiungete la miscela a base di uova e, usando una spatola, muovetele per ottenere una cottura omogenea. Riducete la fiamma e lasciate rassodare la frittata. Sollevatela lungo i bordi con la spatola di legno e piegatela a metà o arrotolatela e servite.

INSALATA WALDORF

(una porzione)

- 100g di sedano, tritato grossolanamente
- 50g di mela, tritata grossolanamente
- 50g di noci, tritate grossolanamente
- 10g di cipolla rossa, tritata grossolanamente
- 5g di prezzemolo tritato
- 1 cucchiaio di capperi
- 5g di levistico o di foglie di sedano, tritati grossolanamente
- 1 cucchiaio di olio extra vergine di oliva
- 1 cucchiaio di aceto balsamico
- succo di 1/4 di limone
- la punta di un cucchiaio di senape di Digione
- 50g di rucola
- 35g di foglie di radicchio

1) Mescolate tra di loro il sedano, la mela, le noci, la cipolla, il prezzemolo, i capperi e il levistico o le foglie di sedano.
2) In una ciotola mescolate l'olio, l'aceto, il succo di limone e la senape, e lavorate il tutto con le fruste per ottenere il condimento.
3) Disponete la miscela a base di sedano sulla rucola e il radicchio e versatevi sopra la salsa.

SMOOTHIE SIRT

(una porzione)

- 100g di yogurt greco (o di soia o al latte di cocco)
- 3 noci
- 8-10 fragole mondate
- 1 manciata di cavolo riccio privato del gambo
- 20g di cioccolato fondente (85% cacao)
- 1 dattero Medjoul privato del seme
- 1/2 cucchiaino di curcuma in polvere
- 1 fettina di 1-2mm di peperoncino Bird's Eye
- 200ml di latte di mandorle e senza zucchero

Frullate tutti gli ingredienti fino ad ottenere un composto vellutato.

PITA INTEGRALE FARCITA

(una porzione)

versione con carne:

- 80g di tacchino a fette, tritato
- 20g di chetar (o formaggio tipo fontina) a dadini
- 35g di cetrioli a dadini
- 30g di cipolla rossa tritata
- 25g di rucola tritata
- 10-15g di noci tritate grossolanamente

per la salsa:

- 1 cucchiaio di olio extra vergine d'oliva
- 1 cucchiaio di aceto balsamico
- uno spruzzo di succo di limone

versione vegana:

- 2-3 cucchiai di humus
- 35g di cetrioli a dadini
- 30g di cipolla rossa tritata
- 25g di rucola tritata
- 10-15g di noci tritate grossolanamente

salsa vegana:

- 1 cucchiaio di olio extra vergine di oliva
- uno spruzzo di succo di limone

TAJINE DI ZUCCA BUTTERNUT E DATTERI CON GRANO SARACENO

(4 porzioni)

- 2 cucchiai di olio extra vergine di oliva
- 1 cipolla rossa, tritata finemente
- 1 cucchiaio di zenzero fresco, tritato finemente
- 3 spicchi d'aglio, tritati finemente
- 2 peperoncini di Bird's Eye, tritati finemente
- 1 cucchiaio di cumino in polvere
- 1 bastoncino di cannella
- 2 cucchiai di curcuma in polvere
- 2 vasetti da 400g di pelati
- 300ml di brodo vegetale
- 100g di datteri Medjoul, privati del seme e tritati
- 1 confezione da 400g di ceci, scolati e sciacquati
- 500g di zucca butternut, sbucciata e tagliata a pezzettini
- 200g di grano saraceno
- 5g di coriandolo tritato
- 10g di prezzemolo, tritato

1) Scaldate il forno a 200 gradi.
2) In una casseruola grande soffriggete in un cucchiaio abbondante d'olio, la cipolla, lo zenzero, l'aglio e il peperoncino per 2-3 minuti, aggiungete il cumino e la cannella e un cucchiaio di curcuma e cuocete per altri 1-2 minuti.

3) Aggiungete i pelati, il brodo, i datteri, i ceci e fate sobbollire dolcemente per 45-60 minuti. Forse occorrerà aggiungere un po' d'acqua di tanto in tanto per ottenere una bella consistenza densa, ma senza che il composto si asciughi troppo.
4) Disponete la zucca pelata e tagliata a pezzettini in un a teglia da forno, conditela con un'altra cucchiaiata di olio e cuocetela in forno 30 minuti, fino a che non sarà morbida e abbrustolita sui bordi.
5) Verso fine cottura della tajine cuocete il grano saraceno secondo le istruzioni riportate sulla confezione, insieme al cucchiaio rimasto di curcuma.
6) Unite la zucca arrosto alla tajine, cospargete di coriandolo e prezzemolo e servite col grano saraceno.

PATE' DI FAGIOLI DI SPAGNA E MISO CON GAMBI DI SEDANO E FOCACCE DI FARINA D'AVENA

(4 porzioni)

- 2 confezioni da 400g di fagioli di Spagna, scolati e sciacquati
- 3 cucchiai di olio extra vergine di oliva
- 2 cucchiai di pasta di miso marrone
- succo e scorza grattugiata di 1/2 limone non trattato
- 4 cipollotti medi, mondati e tritati finemente
- 1 spicchio d'aglio schiacciato
- 1/4 di peperoncino Bird's Eye, tritato finemente
- gambi di sedano per accompagnare
- focacce di farina d'avena per accompagnare

1) Schiacciate tutto gli ingredienti assieme con uno schiacciapatate fino ad ottenere una miscela grossolana.
2) Servite come salsa in cui intingere gambi di sedano e focacce di farina d'avena.

YOGURT CON FRUTTI DI BOSCO, NOCI TRITATE E CIOCCOLATO FONDENTE

(una porzione)

- 125g di frutti di bosco misti
- 150g di yogurt greco (o yogurt di soia o al latte di cocco)
- 25g di noci tritate
- 10g di cioccolato fondente (85% di cacao) grattugiato

1) Mettete i vostri frutti di bosco preferiti in una ciotola e versateci sopra lo yogurt.
2) Cospargete di noci e cioccolato.

CURRY DI POLLO E CAVOLO RICCIO CON PATATE ALL'INDIANA

(4 porzioni)

- 4 petti di pollo da 120-150g disossati, tagliati a pezzetti
- 4 cucchiai di curcuma in polvere
- 2 cipolle rosse, affettate
- 2 peperoncini Bird's Eye, tritati finemente
- 3 spicchi d'aglio, tritati finemente
- 1 cucchiaio di polvere di curry dolce
- 1 vasetto da 400g di pomodori a pezzi
- 500 ml di brodo di pollo
- 200 ml di latte di cocco
- 2 semi di cardamomo
- 1 bastoncino di cannella
- 600g di patate King Edward o Maris Piper
- 10g di prezzemolo tritato
- 175g di cavolo riccio tritato
- 5g di coriandolo tritato

1) Massaggiate i pezzi di pollo con un cucchiaino d'olio e un cucchiaio di curcuma e lasciate marinare per 30 minuti.
2) Friggete il pollo a fiamma alta per 4-5 minuti finché non sarà bello rosolato e cotto, poi togliete dalla padella e fate riposare.
3) Scaldate un cucchiaio di olio in padella a fiamma media e aggiungete cipolla, peperoncino, aglio e zenzero. Soffriggete per 10 minuti circa o fino ad appassire, unite il curry e un'altra cucchiaiata di curcuma e fate cuocere altri

1-2 minuti. Aggiungete i pomodori e fate cuocere altri 2 minuti. Unite il brodo, il lattei cocco, il cardamomo e il bastoncino di cannella e lasciate sobbollire per 45-60 minuti. Controllate a intervalli regolari per verificare che non si secchi, e in questo caso aggiungete dell'altro brodo.

4) Scaldate il forno a 220 gradi. Mentre il curry cuoce lentamente, sbucciate le patate e tagliatele a pezzettini. Trasferitele in acqua bollente con il cucchiaio rimanente di curcuma e fatele bollire 5 minuti. Scolatele bene e lasciatele asciugare per 10 minuti. Dovrebbero essere bianche e squamarsi lungo i bordi. Trasferitele in una teglia da forno, conditele con l'olio rimanente e fate cuocere per 30 minuti. Conditele con il prezzemolo non appena sono pronte.
5) Quando il curry ha acquisito la consistenza desiderata, aggiungete il cavolo riccio, il pollo cotto e il coriandolo e cuocete altri 5 minuti, per concludere eventualmente la cottura della carne, e servite con le patate.

UOVA STRAPAZZATE PICCANTI

(una porzione)

- 1 cucchiaino di olio extra vergine d'oliva
- 20g di cipolla rossa, tritata finemente
- 1/2 peperoncino Bird's Eye, tritato finemente
- 3 uova medie
- 50ml di latte
- 1 cucchiaino di curcuma in polvere
- 5g di prezzemolo, tritato finemente

1) Scaldate l'olio in una padella e soffriggete la cipolla e il peperoncino fino ad ammorbidirli ma senza lasciare che si scuriscano eccessivamente.
2) Sbattete le uova, il latte, la curcuma e il prezzemolo. Versate nella padella bella calda e cuocete a fiamma medio-bassa, continuando a muovere l'uovo per strapazzarlo ed evitare che si attacchi e si bruci.

Servite quando avrete ottenuto la consistenza desiderata.

CHILI CON CARNE SIRT

(4 porzioni)

- 1 cipolla rossa, finemente tritata
- 3 spicchi d'aglio, tritati finemente
- 2 peperoncini Bird's Eye, tritati finemente
- 1 cucchiaio di olio extra vergine d'oliva
- 1 cucchiaio di cumino in polvere
- 1 cucchiaio di curcuma in polvere
- 400g di macinato di manzo magro (5% di grasso)
- 150ml di vino rosso
- 1 peperone rosso privato del piccolo e dei semi e tagliato a pezzetti
- 2 vasetti da 400g di pelati
- 1 cucchiaio di concentrato di pomodoro
- 1 cucchiaio di cacao in polvere
- 150g di fagioli in scatola
- 300ml di brodo di manzo
- 5g di coriandolo tritato
- 5g di prezzemolo tritato
- 160g di grano saraceno

1) In un wok, soffriggere la cipolla, l'aglio e il peperoncino nell'olio a fuoco medio per 2-3 minuti, quindi Aggiungere le spezie e cuocere per un altro minuto o due. Aggiungere la carne macinata e cuocere a fuoco medio per altri 2-3 minuti, fino a doratura. Bagnate con il vino rosso e lasciate bollire finché non si sarà ridotto della metà.

2) Aggiungere pepe, avocado, concentrato di pomodoro, cacao, fagioli e brodo e cuocere per circa un'ora. Forse dovrai aggiungere di tanto in tanto una piccola quantità di acqua per ottenere una salsa densa. Aggiungere le erbe aromatiche tritate prima di mangiare.
3) Contemporaneamente cuocete il grano saraceno secondo le istruzioni riportate sulla confezione e mangiatelo con il peperoncino.

TOFU STRAPAZZATO CON FUNGHI FRITTI

(una porzione)

- 100g di tofu extra duro
- 1 cucchiaino di curcuma in polvere
- 1 cucchiaino di polvere curry dolce
- 20g di cavolo riccio, tritato grossolanamente
- 1 cucchiaino di olio extra vergine di oliva
- 20g di cipolla rossa, affettata finemente
- 1/2 peperoncino Bird's Eye, affettato finemente
- 50g di funghi, affettati finemente
- 5g di prezzemolo, tritato finemente

1) Avvolgete il tofu in carta da cucina e postavi sopra qualcosa di pesante per eliminare il liquido in eccesso.
2) Mescolate la curcuma e il curry e aggiungete un po' d'acqua per ottenere una pasta non troppo densa. Cuocete a vapore il cavolo riccio per 2-3 minuti.

3) Scaldate l'olio in una padella a fiamma media e soffriggete la cipolla, il peperoncino e i funghi per 2-3 minuti finché non cominciano ad imbiondire e ad appassire.
4) Riducete il tofu a pezzetti e versatelo in padella, aggiungeteci la pasta di spezie e mescolate il tutto. Cuocete a fiamma media per 2-3 minuti finché le spezie non saranno cotte e il tofu non avrà cominciato a rosolarsi. Aggiungete il cavolo riccio e cuocete a fiamma media per un altro minuto. Per ultimo unite il prezzemolo, date una bella mescolata finale e servite.

PASTA AL SALMONE AFFUMICATO CON PEPERONCINO E RUCOLA

(4 porzioni)

- 2 cucchiai di olio extra vergine d'oliva
- 1 cipolla rossa, tritata finemente
- 2 spicchi d'aglio, tritati finemente
- 2 peperoncini Bird's Eye, tritati finemente
- 150g di pomodori ciliegia, tagliati a metà
- 100ml di vino bianco
- 250-300g di pasta di grano saraceno
- 250g di salmone affumicato
- 2 cucchiai di capperi
- succo di 1/2 limone
- 60g di rucola
- 10g di prezzemolo, tritato

1) Scaldate un cucchiaio di olio in una padella a fuocò medio. Aggiungete la cipolla, l'aglio e il peperoncino e soffriggete finché gli ingredienti non saranno appassiti ma non scuri.
2) Aggiungete i pomodori e lasciate cuocere un minuto o due. Versate il vino bianco e lasciate sbollire fino a ridurlo di metà.
3) Cuocete la pasta in acqua bollente con un cucchiaino di olio per 8-10 minuti.
4) Tagliate il salmone a striscione e trasferitelo nella pentola dei pomodori con i capperi, succo di limone, rucola e prezzemolo.
5) Aggiungete la pasta, mescolate bene e servite subito. Irrorate con l'eventuale olio rimasto.

PANCAKE DI GRANO SARACENO CON FRAGOLE, SALSA DI CIOCCOLATO FONDENTE E NOCI TRITATE

(ingredienti per 6-8 pancake)

per i pancake:

- 350ml di latte
- 150g di farina di grano saraceno
- 1 uovo grosso
- 1 cucchiaio di olio extra vergine di oliva

per la salsa al cioccolato:

- 100g di cioccolato fondente (85% di cacao)
- 85ml di latte
- 1 cucchiaio di panna doppia
- 1 cucchiaino di olio extra vergine di oliva

per guarnire:

- 400g di fragole, mondate e tagliate a pezzetti
- 100g di noci tritate

1) Per preparare i pancake, versate tutti gli ingredienti meno l'olio in un frullatore e frullate fino ad ottenere un impasto omogeneo, non troppo denso né troppo liquido.
2) Per preparare la salsa fate sciogliere il cioccolato in una ciotola su una pentola d'acqua che bolle piano. Quando sarà fuso, unite il latte mescolando bene, poi la panna e l'olio di oliva. Potete tenerla al caldo lasciandola sulla

pentola a fiamma bassissima fin quando i pancake non saranno pronti.

3) Per fare i pancake scaldate una padella dal fondo spesso finché non comincia a fumare, e versatevi l'olio d'oliva.
4) Versate un po' dell'impasto al centro della padella, e muovetela inclinandola in modo da spargerlo su tutta la superficie. Se necessario, aggiungete ancora un po' della miscela. Basterà un minuto circa di cottura per lato se la padella è abbastanza calda.
5) Quando i bordi divengono marroncini, usate una spatola per sollevare i pancake lungo il perimetro esterno e giratelo. Cercate di farlo con un unico gesto per evitare di romperlo. Cuocetelo per un minuto anche sull'alto lato e trasferitelo su un vassoio.
6) Posatevi un po' di fragole al centro e arrotolate la frittatina. continuate finché non avrete fatto tutti i pancake che volete.
7) Versatevi sopra una dose generosa di salsa al cioccolato e cospargete con noci sbriciolate.
8) Può darsi che ai primi tentativi i pancake vengano troppo spessi o che si romperanno, la pratica è essenziale per questo tipo di pietanza.

ZUPPA DI MISO CON TOFU E FUNGHI SHIITAKE

(4 porzioni)

- 10g di alga salame secca
- 1 litro di brodo vegetale
- 200g di funghi shiitake affettati
- 120g di pasta di miso
- 1 confezione da 400g di tofu extra duro, tagliato a cubetti
- 2 cipollotti, affettati in diagonale
- 1 peperoncino Bird's Eye, tritato finemente

1) Immergete l'alga salame in acqua calda per 10 minuti e scolate.
2) Portate a ebollizione il brodo, poi aggiungete i funghi e fate bollire dolcemente per 1-2 minuti.
3) Mettete il miso in una ciotola con un po' di brodo caldo e assicuratevi che si sciolga perfettamente. Aggiungete il miso e il tofu al brodo rimanente, facendo attenzione a non portare ad ebollizione la minestra perché questo rovinerebbe il delicato sapore del miso. Aggiungete l'alga salame scolata, i cipollotti e il peperoncino, se lo usate, e servite.

PIZZA SIRT

(ricetta per 2 pizze)

per la base della pizza:

- 1 confezione da 7g di lievito secco
- 1 cucchiaino di zucchero di canna
- 300ml di acqua tiepida
- 200g di farina bianca forte o tipo 00, e un po' di più per tirare l pasta
- 1 cucchiaio di olio extra vergine di oliva, un po' di più per ungere

per la salsa di pomodoro:

- 1/2 cipolla rossa, tritata finemente
- 1 spicchio d'aglio, tritato finemente
- 1 cucchiaino di olio extra vergine di oliva
- 1 cucchiaino di origano secco
- 2 cucchiai di vino bianco
- 1 vasetto da 400g di passata di pomodoro
- 1 pizzico di zucchero di canna
- 5g di foglie di basilico

le guarnizioni favorite:

- Rucola, cipolla rossa e melanzana alla griglia
- Scaglie di peperoncino, pomodori ciliegia, formaggio caprino e rucola
- Pollo già cotto, rucola, cipolla rossa e olive
- Chorizo cotto, cipolla rossa e cavolo riccio cotto al vapore

1) Per l'impasto sciogliete il lievito e lo zucchero nell'acqua: questo aiuterà ad attivare il lievito. Coprite con pellicola e lasciate riposare per 10-15 minuti.
2) Setacciare la farina e trasferirla in una ciotola. Se hai un robot da cucina, aggancia l'impasto e versa il composto di farina nella ciotola in dotazione.
3) Versare il composto di lievito e olio nella farina e impastare a pezzetti. Se la miscela è troppo secca, forse è necessario aggiungere dell'acqua. Lavorate fino ad ottenere un composto omogeneo ed elastico.
4) Trasferitela in una ciotola unta d'olio, copritela con un panno umido pulito e sollevatela in un luogo caldo per 45-60 minuti fino a quando il volume non sarà raddoppiato.
5) Contemporaneamente preparare la salsa di pomodoro. Soffriggere la cipolla e l'aglio in olio d'oliva fino a quando sono appassiti, quindi aggiungere l'origano. Aggiungere il vino e cuocere a fuoco lento a metà.
6) Aggiungere la passata di pomodoro e lo zucchero, far bollire di nuovo e cuocere per 30 minuti finché la salsa non si addensa. Se il naso è troppo liquido, bagnerà la pasta. Tritate le foglie di basilico e unitele alla salsa.
7) Ricominciate a impastare la pasta per eliminare l'aria. Dopo un minuto, quando è buono e liscio, è pronto per l'uso. Puoi usarlo subito o avvolgerlo nella pellicola trasparente, quindi conservarlo in frigorifero per alcuni giorni.
8) Riscaldare il forno a 230 gradi. Tagliare l'impasto a metà, quindi stendere entrambi i pezzi di pasta su una pizza o una teglia antiaderente fino a raggiungere lo spessore desiderato.

9) Cospargere un sottile strato di salsa di pomodoro sulla superficie per evitare piccole strisce sui bordi. Aggiungi gli altri ingredienti. Lasciate riposare per circa 15-20 minuti prima della cottura in modo che l'impasto diventi più lungo e leggero.
10) Cuocere in forno per 10-12 minuti o fino a quando il formaggio non diventa dorato.
11) Se li usate, aggiungete rucola e peperoncino in polvere a cottura ultimata.

TARTUFINI AL CIOCCOLATO SIRT

(ingredienti per 15-20 tartufini)

- 120g di noci
- 30g di cioccolato fondente (85% cacao), rotto a pezzi o chicchi di cacao frantumati
- 250g di datteri Madjoul, privati del seme
- 1 cucchiaio di cacao in polvere
- 1 cucchiaio di curcuma in polvere
- 1 cucchiaio di olio extra vergine di oliva
- semi di 1 macello di vaniglia o 1 cucchiaino di estratto di vaniglia
- 1-2 cucchiai di acqua

1) Mettere le noci e il cioccolato nel robot da cucina e mescolare fino ad ottenere una polvere leggera.

2) Aggiungere tutti gli altri ingredienti tranne l'acqua e mescolare fino a quando il composto si indurisce in una forma sferica. Forse è necessario aggiungere acqua, ma dipende dalla consistenza dell'impasto e non deve essere troppo viscoso.
3) Tagliate a mano i gherigli di noce in piccole palline e mettetele in frigorifero in un contenitore ermetico per almeno un'ora prima di mangiarle. Puoi metterli nel cacao in polvere o in fiocchi di cocco essiccati per un gusto leggermente diverso. Rimarranno in frigorifero per una settimana al massimo.

IN CONCLUSIONE...

Ed eccoci arrivati al termine di un'esperienza che potrebbe rivoluzionare la vostra alimentazione ma soprattutto il vostro stile di vita, migliorando la vostra salute. L'augurio è che vi sia stato utile leggere e seguire questa guida alla scoperta degli alimenti Sirt, che sono all'avanguardia di un'alimentazione sana con la "S" maiuscola.

Ricordate che dimagrire non è l'unico obiettivo da porsi, al primo piano, come fattore più importante, c'è il benessere del nostro organismo. I cibi Sirt sono perfetti per soddisfare entrambi gli obiettivi. In pochi giorni vi accorgerete dei risultati raggiunti e la vostra forma fisica oltre ad essere più magra, risulterà anche più tonica; consumando i Sirt Foods sarete sempre al massimo delle vostre energie e della vostra vitalità.

I Sirt Foods sono la scelta migliore perché sono in grado d fornirci tutti i nutrienti di cui il nostro corpo necessita.